SNUH

정신건강의학과

전공의 매뉴얼

집필진 (가나다순)

김성년 · 김희준 · 박성열 · 박종석 · 박지은 · 박혜윤 · 배종빈 · 손지훈
오규수 · 오성민 · 이경준 · 이광민 · 이상진 · 이수민 · 이유진 · 이 정
이주영 · 이준호 · 이혁주 · 정동청 · 조성준 · 최수희 · 최재원

PSYCHIATRY

SNUH

정신건강의학과
전공의 매뉴얼

SNUH

서울대학교병원 정신건강의학과

Department of Psychiatry, Seoul National University Hospital

머리말

정신과학에 대한 흥미와 선호도는 의과대학에서 이미 나뉘어지곤 합니다. 정신과 면담에 대한 막연한 두려움과 눈에 보이지 않는 것을 치료해야 한다는 불안감 때문에 정신과학을 어려운 임상과목이라고 느끼는 학생들이 많습니다. 하지만 정신과학은 다른 임상과목과 마찬가지로 매우 구체적인 실재에서 출발합니다. 정신과의 임상진료는 뇌 과학을 기반으로 이루어지고 있으며, 미지의 영역이었던 인간의 뇌가 정신과학이라는 다리를 매개로 하나씩 베일을 벗고 있습니다.

하지만 다른 한편으로 정신과학의 가장 중요한 특징은, 환자를 진단하고 치료할 때 생물-심리-사회(bio-psycho-social) 모델에 기반하여 통합적으로 접근한다는 점입니다. 현대의학이 질환을 중심으로 점차 세분화 · 전문화되어가는 것과 다르게, 정신과학은 질환뿐 아니라 환자가 살아온 역사와 환경까지 모두 아울러야 하기 때문에 나무가 아닌 숲을 봐야 하는 학문인 것입니다.

이러한 정신과학의 내용을 매뉴얼이라는 간단한 형식으로 엮는 것은 다소 무리가 있는 시도일지도 모르겠습니다. 그럼에도 불구하고, 정신과 전공의 혹은 타과 전공의, 의과대학생 또는 1차 진료 현장에서 정신과 환자를 대하였을 때 겪을 수 있는 막막함을 줄여보고자, 또한 정신과학의 입문자로서 기초적인 역량을 다지는 데 도움을 주고자 이 책을 출간하게 되었습니다.

매뉴얼의 전반부에서는 정신과적 면담이 어떤 내용을 포함해야 하는지, 환자와 어떻게 의사소통해야 하는지, 무엇을 기록에 남겨야 하는지 등 정신과 환자에게 접근하기 위해 필요한 기초적인 내용을 담았습니다.

중반부에서는 중요한 정신질환의 증상, 진단 및 치료에 대한 내용을 다루었고, 후반부에서는 정신과의 특별한 임상상황으로서 입원, 응급, 그리고 자문진료에 대한 내용과 정신과에서 시행하는 약물 및 비약물 치료에 대한 개괄적인 내용을 포함하였습니다. 마지막으로 진단서 작성과 정신보건법에 대한 내용을 다루었습니다.

본 매뉴얼은 서울대학교병원 정신건강의학과 의국에서 수련을 막 마치고 전문의를 취득한 선생들이 초안을 작성한 뒤 전임의, 교수들의 검토 후 마무리된 것입니다. 전공의들이 공부했던 주요 정신과학 교과서를 토대로 작성하였지만 전공의들의 경험과 노하우 또한 반영되었을 것이라고 생각합니다. 집필 및 검토에 참여한 교수, 전임의 및 전공의 선생들께 감사의 말씀을 전합니다. 본 매뉴얼의 내용에서 수정하거나 개선하여야 할 점이 있으면 언제든지 연락을 부탁드립니다. 아무쪼록 이 작은 나침반을 통해, 보다 크고 울창한 정신과학이라는 숲으로 한 발 나아갈 수 있기를 기원합니다.

서울대학교 의과대학 정신과학교실
주임교수 권준수

CONTENTS

Chapter 01

정신의학적 임상 평가

I. 정신의학적 병력 청취와 정신상태 평가

1. 정신의학적 병력 청취(Psychiatric Interview)

증상 형성의 시간적 순서와 관련된 구체적이고 사실적인 정보를 수집하는 것과 동시에 환자의 성격 특성(strength와 weakness를 포함), 환자가 가장 가까운 사람들과 맺는 관계의 특징, 발달과정에 대한 통합적인 이해 등을 포함하여야 한다. 정신과 병력을 얻는 데 가장 중요한 기법은 환자에게 자신의 관점에서 자신의 언어로 가장 중요하다고 생각하는 순서대로 이야기를 할 수 있도록 하는 것이다.

1) 개인 정보(Identifying data)

환자의 인구학적 정보를 간단하게 요약한다. 이름, 성별, 나이, 결혼상태, 학력, 직업, 언어, 종교, 생활환경 등을 파악하고 면담장소, 정보제공자, 정보의 신뢰도(reliability), 현재의 병이 첫 번째 발병인지의 여부, 병원에 오게 된 경로(스스로 왔는지, 다른 사람이 데리고 왔는지) 등 환자의 진단, 예후, 치료와 치료순응도에 영향을 미칠 수 있는 중요한 특성을 기록한다.

2) 주소(Chief complaint)

왜 병원에 왔는지, 혹은 보내졌는지를 환자 자신의 말로 기록한다. 환자가 말을 못하는 경우에는 다른 정보 제공자의 말을 그대로 기록한다. 환자의 설명이 아무리 이상하거나 상관없는 것이라고 해도 환자의 말 그대로(verbatim) 기록하며, 만약 환자가 혼수상태이거나 말을 하지 않는다면 이것을 그대로 주소(chief complaint)에 기록한다.

3) 현병력(Present illness)

현재에 이르기까지 질환과 관련한 일련의 경과를 포괄적으로 시간 순서에 따라 기술한다. 병력 가운데 진단에서 가장 중요한 부분이다. 현재 앓고 있는 병이 언제 발병했는가? 과거와 현재의 유발 요인은 어떤 것이 있었는가? 왜 지금 의사를 찾게 되었는가? 증상이나 행동변화가 시작되었을 때 환자의 생활환경은 어떠했으며, 그런 생활환경이 환자에게 어떤 영향을 미쳐서 현재의 장애가 발현하게 되었는가? 등을 포함한다. 병전 성격도 현병력을 이해하는 데 중요한 부분이다. "이것이 모두 어떻게 시작되었지요?" 같은 개방적 질문이 효과적이며, 환자 스스로 체계적으로 기술하지 못하는 경우에는 가족 등 다른 정보 제공자의 도움이 필요한 경우도 있다.

4) 과거병력(Past illnesses)

환자의 과거 정신과적 · 내과적 병력을 기술한다. 과거 정신과적 병력은 개인력과 현병력의 중간단계(transition)로, 기능(functioning)상 취약한 부분(vulnerable area)에 대한 자료가 된다. 환자의 증상, 기능 손상의 정도(extent of incapacity), 치료유형, 치료 받은 의료기관, 각 시기의 이환 기간, 이전 치료의 효과, 치료에 대한 순응도 등을 연대기 순으로 기술한다. 특히 첫 발병 시의 에피소드가 중요한데, 당시의 유발 사건, 가능성 있는 진단, 대처 능력(coping capabilities) 등에 관한 중요한 자료를 알 수 있는 경우가 많다. 비정신과적 병력에 대해서는 내 · 외과적 질병, 큰 외상 등 특히 입원을 요했던 경우를 반드시 기술한다.

두부외상, 신경학적 질환, 종양, 경련성 장애, 매독 등에 관한 병력이 반드시 필요하고, 의식 상실, 두통, 시력이나 시야의 변화, 의식 혼탁이나 지남력 상실 등이 있었는지 구체적으로 물어봐야 한다. 어떤 질병이든 그 원인이나, 합병증과 치료 혹은 그 질병 자체가 환자에게 미친 영향을 파악해야 한다. 알레르기 질환, 류마티스 관절염, 궤양성 대장염, 천식, 갑상선기능항진증, 위장관 장애, 반복되는 감기나 피부 질환 등이 있는 경우에는 정신신체장애로서의 특성에 대한 질문을 빠뜨리지 않도록 하며, 알코올과 기타 물질사용 여부에 관해서도 확인해야 한다. 철저하고 정확한 병력(medical Hx) 청취가 중요한데, 내과적 질환이 있으면 이차적으로 정신과 증상을 초래할 가능성이 있다. 예컨대, 갑상선기능저하증, 에디슨병(Addison's diseases)은 우울증을 초래할 수 있고, 스테로이드 치료는 조증 삽화와 정신병적 증상(psychotic Sx)을 유발할 수도 있다. 신체질환의 종류에 따라 정신과 약물의 종류도 조절해야 하며, 약물 상호작용에 주의해야 한다.

5) 가족력(Family history)

가족력상 물질 및 알코올 사용 장애, 반사회성 성격 장애 등 정신과적 질환력이나 정신과 입원력이 있는지 확인해야 한다. 가족의 성격과 지능에 대한 기술 및 가족 구성원의 환자의 병에 대한 인식과 태도가 중요하다. 환자 양육 당시 가족들의 역할과 현재 환자와의 관계, 그리고 부모, 형제가 환자를 대하는 태도를 물어본다. 환자의 병이 가족 내에서 어떤 영향을 미치는지도 알아본다. 환자가 각 성원에 대하여 어떻게 느끼는지 물어보고, 환자에게 가족 구성원에 대해 묘사해 보도록 한다. 이때 환자가 누구를 먼저 언급하는지 주의해서 듣는다.

6) 개인력(Personal history)

각 시기의 지배적인 정서(emotion)를 함께 기록하면 도움이 된다.

(1) 주산기(Perinatal History)

당시의 가정환경, 계획된 임신, 원하는(성별의) 아이였는지, 임신과 분만 과정에서의 문제, 출생 시의 문제, 출생 시의 모의 신체적 · 정서적인 상태, 임신기간 중 산모가 술이나 다른 약물을 사용하지는 않았는지 기록한다.

(2) 유아기(Early Childhood) (출생~3세)

수유 및 배변훈련 중 모자 관계에 대해 묻는다. 발달 과정에서 문제는 없었는지 물어본다. 수면 양상의 문제, 머리 흔들기(head banging), 몸 흔들기(body rocking) 등의 욕구 불만의 증거들은 이 시기의 모성 박탈(maternal deprivation) 혹은 발달장애(developmental disability)의 단서가 될 수 있다. 첫 3세 동안 대상항상성과 애착형성 여부를 살펴보고, 부모-아이 관계를 방해할 만한 부모의 내 · 외과적, 정신과적 질환이 있었는지 질문한다. 부모 외의 다른 양육자의 존재가 있었는지도 중요하다. 낯가림(stranger anxiety)이나 분리불안(separation anxiety)이 심한 정도, 형제자매와의 관계, 아동의 성격, 대인관계 양상, 적극성, 집중력과 욕구 충족을 지연시키는 능력, 좌절을 견디는 능력, 놀이에서 적극적인 역할을 하는지, 좋아하는 놀이와 장난감은 무엇인지, 반복적인 꿈이나 공상(fantasy)의 내용을 기술한다.

(3) 유년중기(Middle Childhood) (3~11세)

성 정체성, 집에서 사용된 벌(punishment), 양심 형성이나 훈육 원칙에 영향을 준 사람, 초기 학교 경험[부모와의 분리(separation)를 잘 했는지 등], 초기 교우관계나 대인관계, 친구들의 수와 가까운 정도, 그룹 내에서의 역할, 그룹 활동에의 참여성 및 사회성 등을 물어봐야 한다. 친구들과 협력하고, 규칙을 이해하고 따를 수 있는지, 공정한지, 양심이 잘 발달하고 있는지 등의 능력을 파악하고 공격성이나 충동성, 불안, 수동성, 반사회성 행동 등이 나타났는지 기술한다. 읽고 쓰는 언어능력과 운동 발달력이 중요하며, 학습장애 여부와 이에 대한 관리(management)는 어떻게 이루어졌는지, 학습장애가 아동에게 미치는 영향 등이 매우 중요하다. 이외 악몽, 공포증, 동물에 대한 잔인성, 과도한 자위행동 등에 대한 조사도 한다.

(4) 학령기(Late Childhood) (사춘기(Puberty)~청소년)

그룹 활동과 동료와의 관계를 통해 독립성을 기르는 시기이므로, 사회적 그룹 내에서의 활동 및 환자의 idealized figure에 대해 알아야 하고 이것이 환자가 형성한 자기상(self-image)의 유용한 단서가 된다. 학교생활, 선생님이나 친구와의 관계, 좋아하는 과목과 관심사 및 스포츠나 취미활동에 대해 알아본다. 정서적 혹은 신체적 문제 등을 물어봐야 하며, 정체성, 술이나 물질 남용, 성적인 행동이나 관계, 학교에서 동료들과 잘 어울리는지, 고립되었는지, 다른 사람들이 이상한 친구로 보지는 않았는지, 자기 존중감은 어떠했는지, 지나친 자기 혐오감은 없었는지, 신체상(body image), 자살 시도(suicidal attempts), 학교생활에서의 문제는 없었는지, 지나친 비행은 없었는지, 여가 활용은 어떻게 했는지, 부모와의 관계는 어땠는지, 2차 성징이 나타났을 때 느낌은 어땠는지, 초경에 대한 반응은 어땠는지, 이성교제 및 성적 유희에 대한 태도가 어땠는지 기술한다.

(5) 성인기(Adulthood)

① 직업 경력(Occupational history)

환자의 직업 종류, 직업 선택, 직업 훈련과 준비, 직업과 연관된 갈등, 장기 목표와 야망 등을 질문하고, 현재의 직업에 대한 느낌과 직장에서의 대인관계 및 직업 이력, 직장 변경의 경우 지속 기간과 변경 이유 등도 파악한다.

② 결혼 내력(Marital and relationship history)

결혼이나 동거 등의 이력, 관계가 언제 어떻게 시작되어 진전되었는지, 부부간에 의견이 일치/불일치하는 분야가 무엇인지(예컨대 자녀 교육, 돈과 부동산의 관리 등), 시집 및 처가와의 관계와 그들의 역할, 성생활의 질은 어떠한지, 배우자에게 바라는 것이 무엇인지, 현재의 관계를 환자는 어떻게 보는지, 과거에 안 좋았던 관계가 있었다면 그것은 누구의 잘못으로 보는지 등에 대해 파악한다.

③ 군복무 경력(Military history)

적응 정도, 만기제대를 했는지, 부상의 유무, 정신과 치료를 받은 적이 있는지 묻는다.

④ 교육 내력(Education history)

교육 배경에 대한 탐색을 통해 사회적 · 문화적 배경과 지능, 동기 등에 대한 힌트를 얻을 수 있다. 예를 들면, 가난한 집안에 태어났고 부모도 초졸 학력인데, 환자는 대학을 졸업한 사람이라면 이로 미루어 보아 그의 높은 지능, 강한 집념과 동기를 짐작해 볼 수 있다. 무엇을 공부하고 싶어 했으며 성적은 어느 정도였는지, 다른 가족들의 교육 배경은 어떠했는지, 환자와 어떻게 비교되는지, 학업 성취도에 대한 환자의 태도는 어떠한지 등을 묻는다.

⑤ 종교(Religion)

부모의 종교적 배경과 종교에 대한 가족의 태도가 엄격하거나 허용적인지, 아동의 종교 교육에서 부모 간에 갈등은 없었는지, 환자의 청소년기부터 현재까지 종교 생활의 이력, 신앙은 어느 정도 돈독하며, 그것이 생활 전반에 어떤 영향을 미치는지, 정신과적 · 의학적 질병 치료에 대한 해당 종교의 태도는 어떠한지 등을 파악한다.

⑥ 사회 활동(Social activity)

환자의 사회생활과 교우관계, 특히 인간관계의 깊이와 기간과 질을 중시한다. 친구들과 공유하고 있는 사회적 · 지적 · 신체적 흥미의 유형은 어떤 것들이며 동성 및 이성 관계는 각각 어떤 식인지, 환자가 사회적으로 격리되어 있는지, 그렇다면 혼자 있는 것을 선호하기 때문인지 아니면 타인에 대한 불안과 공포 때문인지 파악한다.

⑦ **현재 거주상황**(Current living situation)

환자가 살고 있는 곳이 어디이며, 이웃은 어떤지, 주택은 어떤 유형이며 자택인가 셋집인가, 방은 몇 개이며, 동거 가족은 누구누구인지, 환자는 누구와 방을 나누어 쓰는지 아니면 독방을 쓰는지, 수입은 얼마나 되며 재정적 어려움은 어느 정도인지, 누구에게 도움을 받고 있는지, 재정지원자와 환자의 입장은 각기 어떠한지, 환자가 입원했다면 직장문제는 어떻게 되는지, 집에 아이들은 누가 돌보며, 병원에 면회는 누가 올 것이며, 얼마나 자주 올 수 있는지 파악한다.

⑧ **법적 내력**(Legal history)

환자가 체포 · 구속 · 입건된 일이 있는지, 무슨 일로 몇 번이나 형을 산 일이 있는지, 있다면 그 기간은 어떠한지, 현재 보호 관찰 대상인지, 법적인 심의 중인지, 치료감호 조치를 받았는지, 폭행의 이력이 있는지, 대상은 누구였으며 어떤 흉기를 사용하였는지, 체포 · 구금 혹은 받아야 할 형에 대한 환자의 태도 등에 대해서도 광범위하게 조사해 보아야 한다.

7) 성적 이력(Sexual history)

영유아기의 성적 이력은 알아내기가 어렵지만, 많은 환자들이 3~6세에는 느꼈던 호기심이나 성적 유희의 경험에 대해서는 기억할 수가 있다. 성에 관한 학습이 어떻게 이루어졌으며, 환자의 성적 발달에 대한 부모의 태도는 어땠는지 물어본다. 아동기의 성적 학대는 없었는지도 기술한다. 사춘기의 시작과 그때의 환자 자신의 느낌은 대단히 중요하다. 청소년기의 자위행위와 행위 시의 공상, 그리고 그러한 자위행위에 대한 느낌도 알아봐야 한다. 성에 대한 태도는 수줍어하거나(shy), 소심하거나(timid), 혹은 공격적(aggressive)이었는지, 타인 앞에 성적인 이력을 내세우고 자랑하는 편이었는지, 성적인 상황(sexual setting)에서 불안을 느꼈는지, 성적으로 문란(promiscuity)했는지?, 성적 지향은 어떠했는지 등의 질문을 할 수 있다. 혼외정사(extramarital affair) 유무와 어떤 상황에서 일어났으며 배우자가 알고 있는지, 알았다면 그 결과가 어떻게 되었는지, 혼외 관계의 원인은 어떤 것이 있는지 물어본다. 피임 여부와 방법, 가족계획에 대해서도 묻는다. 다만 치료자는 환자가 산아 제한(birth control)을 하고 있다고 지레 짐작해서는 안 된다. 만약 여자 환자가 레즈비언인 경우, 의사가 환자를 이성애자라고 가정하고 산아 제한(birth control)의 형태에 대해서 묻는다면, 환자는 자신의 성적 지향에 대해 이해를 못 하고 있거나 받아들이지 못할 거라고 단정지을 수도 있기 때문이다. 이러할 경우를 대비하여 의사는 "당신은 산아 제한의 필요성을 느끼십니까?"와 같이 물어볼 수 있다.

2. 정신상태검사(Mental Status Examination)

정신상태검사는 면담 상황에서 임상가가 관찰한 바를 요약하여 평가하는 부분이므로 병력과는 달리 시점에 따라 소견이 변할 수 있다.

1) 일반적 기술(General description)

(1) 외양(Appearance)

외모와 신체에 대한 인상을 자세, 몸가짐, 의상, 몸단장 등으로 기술한다. 외양을 기술하는 용어로는 healthy, sick, ill-looking, at ease, poised(침착한), old looking, young looking, disheveled(헝클어진), childlike, bizarre 등이 있으며, 불안의 징후로는 moist hands, perspiring foreheads, tense posture, widely-opened eyes 등이 있다.

(2) 검사자에 대한 태도(Attitude toward Examiner)

Cooperative, friendly, attentive, interested, frank, seductive, defensive, contemptuous(사람을 얕잡아 보는), perplexed, apathetic, hostile, playful, ingratiating(매력 있는), evasive, guarded 등으로 기술할 수 있으며, rapport의 수준도 기술한다.

(3) 말(Speech Characteristics)

Quantity, rate of production, quality를 기술하며, talkative, garrulous(수다스러운), voluble(유창한), taciturn(과묵한), unspontaneous, normally responsive to cues from the interviewer, rapid/slow, pressured, hesitant, emotional, dramatic, monotonous, loud, whispered, slurred, staccato, mumbled 등의 양상을 기술한다. 그 외 stuttering, dysprosody(unusual rhythms)과 같은 언어의 장애 유무도 기술한다. 발화(speech)의 자발성 여부도 기술한다.

(4) 행동 및 정신운동활동(Overt Behavior and Psychomotor Activity)

Mannerism, tics, gestures, twitches, stereotyped behavior, echopraxia, hyperactivity, agitation, combativeness, flexibility, rigidity, gait, agility(민첩함), restlessness, wring of hands, pacing, psychomotor retardation, generalized slowing down of body movements 등을 기술한다.

2) 기분(Mood)과 정동(Affect)

(1) 기분(Mood)

그 사람의 세계에 대한 지각(perception)을 반영하는 만연하며 일관되는 감정을 의미한다. 자신의 느낌에 대해 언급을 하는지 아니면 치료자가 물어보아야 하는지도 중요하다. 기분(mood)에 관해서는 depth, intensity, duration, fluctuation이 중요하다. Depressed, despairing, irritable, anxious, angry, expansive, euphoric, empty, guilty, awed(경외심을 가진), futile(하찮은), self-contemptuous, frightened, perplexed 등으로 기술할 수 있다.

(2) 정동(Affect)

얼굴 표정, 과도한 행동(excessive behavior)의 범위(range)와 양(amount)으로부터 추정되는 현재의 감정적 민감성(emotional responsiveness)을 말하며, 기분(mood)과 일치하지 않을 수도 있다. 일반적으로 감정의 깊이(depth of emotion)는 normal range, constricted, blunted, flat으로 표현하며, 감정의 종류로는 depressed, proud, angry, fearful, anxious, guilty, euphoric, expansive 등이 있다.

(3) 정동의 적절함(Appropriateness of Affect)

환자가 하는 말의 내용과 감정적 반응(emotional response)을 대비해서 평가한다. 부적절한 정동(inappropriateness of affect)은 환자의 말과 정동(affect)이 불일치(incongruent)할 때를 의미한다.

3) 지각(Perception)

환각(hallucination), 착각(illusion), 이인증(depersonalization), 비현실감(derealization) 등을 기술한다. 입면 시(hypnogogic) 또는 각성 시(hypnopompic) 환각의 경우 다른 형태보다 임상적 의미가 적다. Formication(벌레가 피부 위나 아래에서 기어 다니는 듯한 느낌)은 알코올 금단 섬망에서 흔하다.

4) 사고(Thought)

사고는 과정(혹은 형태)과 내용으로 구분된다. 사고 과정(혹은 형태)은 한 사람이 자신의 생각을 연상하고 연합하는(put together) 방법이라고 이해할 수 있다. 사고 내용은 실제 그 사람이 생각하는 내용으로서 idea, beliefs, preoccupation, obsession 등이 있다.

(1) 사고 과정(Thought Process (Form of Thinking))

사고의 느려짐 또는 빨라짐, 연상이완(loosening of association), 사고의 두절(blocking), 우원증(circumstantiality), 사고이탈(tangentiality) 등으로 기술할 수 있다. 그 외 말비빔(word salad)/음 연상(clang association)/동음이의어의 연상(punning)/신어조작증(neologisms) 등의 유무도 기술한다.

(2) 사고 내용(Thought Content)

Delusions, preoccupations, obsessions, compulsions, phobias, plans, intentions, recurrent ideas about suicide or homicide, hypochondriacal symptoms, specific antisocial urges, idea of reference, idea of influence 등을 기술한다.

5) 감각과 인지(Sensorium and Cognition)

기질적 뇌기능과 지능, 추상적 사고의 능력, 판단력, 병식의 수준을 평가한다.

(1) 의식(Consciousness)

Alert, clouding, somnolence, stupor, coma, lethargy, fugue state 등으로 기술할 수 있다. Clouding of consciousness는 주위환경에 대한 의식(awareness)이 저하되고, 주위의 자극에 대해 주의를 지속적으로 유지할 수 없거나 목표 지향적 사고나 행동을 지속할 수 없는 상태를 의미한다.

(2) 지남력과 기억력(Orientation and Memory)

지남력(orientation)은 시간/장소/사람(time/place/person) 순서대로 손상(impairment)이 왔다가 반대 순서로 회복된다. 시간은 정확한 날짜와 시간, 장소의 경우 병원의 위치를 정확히 대는 것뿐만 아니라 지금 어떤 곳에 있는지를 알고 있는 것처럼 행동하는 것이 중요하다. 사람에 대해서는 주변 사람들의 이름과 관계 및 역할을 묻고 치료자가 누구인지 물어볼 수도 있다. 아주 심한 경우에만 스스로가 누구인지 모른다.

기억력을 평가하기 위해 네 가지 영역으로 나누어 질문할 수 있다.

① 먼 기억(remote memory : few years), ② 최근 과거기억(recent past memory : few months), ③ 최근 기억(recent memory : few days), ④ 즉각 보유와 회상(immediate retention & recall : 3 word registration & recall) 기억력 장애에 대한 반응을 알아보는 것도 중요하다. 부정(denial), 작화증(confabulation), 파국반응(catastrophic reaction), 기억의 결핍을 숨기기 위한 우원증(circumstantiality to conceal a deficit) 등의 반응을 보일 수 있다. 우울증 환자의 경우 실제 기억력이 저하된 정도보다 지나치게 염려한다.

(3) 집중력과 주의력(Concentration and Attention)

100에서 7씩 빼기(어려운 경우 20에서 3씩 빼기)/요일 거꾸로 말하기/삼천리강산 거꾸로 말하기

(4) 읽기와 쓰기(Reading and Writing)

문장을 읽게 하기/간단한 문장 완성하기

(5) 시공간 능력(Visuospatial Ability)

시계 그리기/겹치는 오각형 따라 그리기

(6) 추상적 사고(Abstract Thought)

공통점(예, 사과/배)과 차이점(예, 거짓말/실수) 말하기/속담풀이

(7) 정보와 지능(Information and Intelligence)

거스름돈 계산/대통령 이름 대기 등 교육 수준을 고려해야 한다.

6) 충동성(Impulsivity)

성적 · 공격적 및 기타 충동 조절 능력을 평가한다. 충동 조절 장애는 인지장애, 정신병적 장애, 성격장애 등에서 볼 수 있다.

7) 판단능력(Judgment)과 병식(Insight)

(1) 판단능력(Judgment)

사회적 판단능력을 평가한다. 자기 행동의 잠재적 결과를 이해하고, 이것을 행동에 반영할 수 있는가, 상상 속의 상황에서 자신이 어떤 행동을 할 것인지 예측할 수 있는가(극장에서 영화 관람 도중 연기 냄새가 날 때 무엇을 어떻게 할 것인가)

(2) 병식(Insight)

자기가 병들었다는 사실에 대한 인식과 이해의 정도를 병식이라고 한다. 자기가 병들었다는 사실을 전적으로 부정할 수도 있고, 어느 정도는 알지만 그 원인이 신체질환이나 외부적 요인 혹은 타인에게 있다고 여길 수도 있다.

병식의 수준(Levels of insight)

1. Complete denial of illness : 완전 부정
2. Slight awareness of being sick and needing help, but denying it at the same time : 병이 있다고 생각하면서도 없다고 부인하기도 함
3. Awareness of being sick but blaming it on others, on external factors, or on organic factors : 아프다는 것을 알지만 외부인자를 탓함
4. Awareness that illness is due to something unknown in the patient : 환자 자신의 알지 못하는 어떤 것으로 인하여 질병이 생겼다고 인식
5. Intellectual insight : 자신의 증상과 사회 적응 문제가 자신만의 비이성적인 느낌(irrational feelings) 혹은 혼돈(disturbance) 때문에 생겼다는 것은 알고 있으나, 그러한 지식을 앞으로의 경험을 변화시키는 데 적용하지는 못하는 정도의 병식
6. True emotional insight : 삶에서 중요한 사람들과 환자 자신 사이에서의 느낌과 동기에 대하여 감정적인 자각이 있고, 그리하여 행동에서도 근본적인 변화가 일어나는 정도의 병식

8) 신뢰도(Reliability)

정신상태검사 보고의 마지막에 적는 항목으로 정신과 의사의 환자에 대한 신뢰 정도나 환자가 자신의 상황을 보고하는 데 정확도를 기입한다.

II. 신체검진

비록 정신과 의사들이 환자 모두에게 통상적(routine)인 신체검진을 실시하지는 않지만 신체 질환과 정신과 질환을 구분할 수 있어야 한다. 예를 들어 가슴두근거림(palpitation)은 승모판막탈출증(mitral valve prolapse)과 관련될 수 있으며, 이는 심음청진에서 이상을 발견할 수 있다. 또한 향정신성약제(psychotropic medication)의 부작용을 인지하고 치료할 수 있어야 한다. 이전 연구에서 보고하기를, 내과 환자 1,000명 중에서 75%에서 증상의 원인을 알 수 없었고, 10%는 심리적 원인에 의한 것으로 추정하였다.

1. 신체검진(Physical Examination)

(1) 대상 선정(Patient Selection)

신체(body)와 마음(mind)의 증상은 철저한 신체검진이 필요하지만, 사회적 관계(social interaction)의 문제에 대해서는 신체검진이 필요없다. 그러나, 성격변화는 신체질환에 의해 초래될 수 있고, 이러한 성격변화로 인해 대인관계의 갈등을 초래할 수는 있다.

(2) 심리적 요인들(Psychological Factors)

통상적인 신체검진은 여러 불편함을 초래하므로 어떤 것을 할 것인지 간단하게 설명하는 것이 좋다. "아무것도 아니에요"라든가 "어려운 일이 아니니까 걱정할 필요 없어요" 등의 말은 오히려 환자를 더 불안하게 만든다. 신체검진은 성적인 감정을 떠오르게 할 수도 있다. 유혹되는 환상을 가지는 여자 환자의 경우 신체검진의 일상적인 손의 움직임을 sexual advancement로 해석하고 동성애적 환상을 가진 망상장애 남자환자의 경우 직장검진(rectal exam)을 성적인 폭력(sexual attack)으로 받아들인다.

신체검진 동안 비정상 소견이 보여 거기에서 꾸물대면 특히 불안하거나 건강염려증적(anxious or hypochondriac)인 환자의 경우 심각한 질환이 있다고 생각하고 걱정할 것이므로 조심해야 한다. 반면, 신체검진은 정신치료적 기능도 있다. 불안한 환자들은 신체검진을 통해 두려움이 감소한다. 하지만, 이러한 신체검진은 일시적으로 생긴 걱정만을 경감시켜줄 뿐 적절한 정신과적 치료가 동반되지 않으면 불안이 지속될 가능성이 높다. 암에 대해 깊게 뿌리박힌 두려움을 가진 환자를 안심시키기 위해 또 다른 검사를 의뢰하는 것은 손해인 경우가 많다. 신체검진 동안 환자의 태도를 잘 관찰하여 이를 치료적으로 이끌 수 있다.

(3) 신체검진의 시기 선택(Timing of the Physical Examination)

망상적(delusional)이거나 조증(manic)인 환자는 공격적이고 저항이 심해 신체검진이 어려우므로 가족을 통한 병력 청취를 이용할 수 있으나 꼭 해야 할 이유가 있다면 일단 환자가 다루기 쉬워질 때까지 연기하는 것도 한 방법이다. 심리적인 이유 때문에 첫 방문 시의 신체검진은 잘 추천하지 않는다.

(4) 신경학적 검진(Neurological Examination)

두 가지 목적이 있는데, 하나는 국소적(focal), 국한된(circumscribed) 뇌기능 부전(cerebral dysfunction)을 가리키는 징후를 찾아내는 것과, 널리 퍼진(diffuse), 양측성(bilateral) 뇌 질환(cerebral disease)을 의심하는 징후를 찾아내는 것이다. 첫 번째 목적을 위해서는 비대칭성(asymmetry)을 찾아내야 하고, 두 번째 목적을 위해서는 전두엽 기능장애(frontal lobe dysfunction)와 전반적인 뇌기능 장애를 찾아내야 한다. 두 번째 목적에 부합되는 소견으로는 suckling, snout, palmomental grasp reflex 및 glabellar tap reflex가 있다. 그러나 grasp reflex를 제외하고는 이런 징후들이 뇌의 병리와 강하게 연관되어 있는 것은 아니다.

(5) 기타 소견(Other Findings)

정신과 의사는 우연에 의한 소견(incidental finding)과 원인 결과적 소견(causative finding)을 구별하려고 노력해야 한다. 예로는 다음과 같은 경우들이 있다. 히스테리구(globus hystericus) 증상을 가진 환자에게 비대한 림프조직(hypertrophied lymphoid tissue)을 발견했을 때 환자의 증상을 모두 림프 조직(lymphoid tissue) 때문으로 생각할 수 있을까? 다발성 경화증(multiple sclerosis) 환자의 경우 보행 불능을 호소하지만 실제 신경학적 검사에서는 경도의 경직(mild spasiticity)과 편측성 바빈스키 징후(unilateral Babinski sign)만 보일 때 이를 어떻게 해석해야 할 것인가? 치매(dementia) 환자의 CT에서 작은 전두엽 뇌수막종(small frontal meningioma)이 발견되었다고 이것이 과연 치매(dementia)의 원인(cause)이라고 할 수 있을까?

III. 정신과적 평가 척도

정신과적 평가 척도는 증상의 선별, 질환의 진단 및 심각도 측정, 치료 효과 및 약물 부작용 평가 등의 목적으로 사용된다. 척도의 종류에 따라 환자가 자가 설문에 응답하거나, 검사자가 질문하여 얻은 답을 점수화하는 등의 방법으로 측정할 수 있다. 정신과적 면담을 시행한 뒤, 증상에 맞게 정신과적 평가 척도를 시행함으로써 환자를 보다 객관적으로 평가하고 세밀하게 기술할 수 있으며 동료 의료진과 소통하는 데에도 도움이 된다. 다만, 척도의 신뢰도를 높이기 위해서는 훈련과 피드백이 필요하다. 여기서는 주요 정신과 질환별로 자주 쓰이는 평가 척도를 간단히 소개하고자 한다.

표 1. 주요 정신과 질환별로 자주 쓰이는 평가 척도

주요 질환 및 상태	주요 평가 척도
Psychotic disorders	BPRS, PANSS, SAPS, SANS
Mood disorders	HAM-D, MADRS, BDI, CES-D, GDS, Y-MRS
Anxiety disorders	HAM-A, Y-BOCS
Substance use disorders	CAGE, AUDIT
Cognitive disorders	MMSE, CDR, NPI
Childhood mental disorders	ARS, SCQ, CBCL, CDI
Functional status	GAF, SOFAS
Side effects(Extrapyramidal symptoms)	AIMS, SAS

1. 정신병적 장애(Psychotic disorders)

1) Brief Psychiatric Rating Scale(BPRS)

조현병과 기타 정신병적 장애의 전반적인 증상과 심각도를 평가하기 위하여 개발되었다. 환각(hallucination), 망상(delusion), 분열(disorganization)과 같은 정신병적 증상뿐 아니라, 우울(depression), 불안(anxiety), 적대감(hostility)과 같은 비특이적 증상에 대해서도 평가한다. 지난 2주 간의 증상을 평가하고 환자의 응답과 관찰되는 행동을 근거로 점수를 매긴다. 심각도에 따라 7점 척도로 평가하며 검사 시간은 20~30분가량 소요되어 외래 환자에게 적용할 수 있다.

2) Positive and Negative Syndrome Scale(PANSS)

조현병과 기타 정신병적 장애의 증상을 양성증상(7개 문항), 음성증상(7개 문항), 일반정신병리(16개 문항)로 나누어 평가한다. 지난 1주간의 증상을 평가하고 환자 및

보호자로부터 얻은 정보와 검사 중 관찰되는 사항을 종합하여 점수를 매긴다. 심각도에 따라 7점 척도로 평가하며 검사 시간은 45분가량 소요되어 입원 환자에게 보다 적합하다.

2. 기분 장애(Mood disorders)

1) Hamilton Rating Scale for Depression(HAM-D)

흔히 사용하는 우울증상의 척도 중 하나이다. 가장 빈번하게 사용하는 표준 버전(standard version)은 17개 항목으로 구성되어 있고 우울증상의 일부로 나타날 수 있는 신체증상 항목을 포함한다.

현재 혹은 지난 1주간의 증상을 평가하고 질문에 대한 환자의 반응을 근거로 판단한다. 문항마다 전반적인 질문으로 시작해서 점차 자세히 증상에 대해 묻는다. 5점 척도(0점~4점) 혹은 3점 척도(0점~2점)로 평가하며 검사 시간은 20~30분가량 소요된다. 흔히, HAM-D 점수가 50% 이상 감소하면 치료 효과가 있다고 판정하고, 7점 이하일 경우 관해(remission)되었다고 판단한다.

2) Montgomery-Asberg Depression Rating Scale(MADRS)

10개의 항목으로 구성되어 있고 HAM-D와 다르게 무쾌감(anhedonia)과 집중의 어려움(concentration difficulties)의 항목도 포함한다. 주요우울증의 치료 효과 판정을 위해 흔히 사용되고, 빠르게 시행할 수 있어서 유용하다.

3) Beck Depression Inventory(BDI)

환자가 실시하는 자기 보고형 검사이다. 우울증의 선별검사나 치료 효과 판정에 사용할 수 있다. 우울증의 행동증상 및 인지증상을 포함하는 21개 항목으로 구성되어 있고 항목당 4점 척도(0점~3점)이다.

4) Young Mania Rating Scale(Y-MRS)

조증 증상의 심각도 평가 및 치료 효과 판정을 위해 사용한다. 조증의 핵심증상인 자극 과민성(irritability)과 공격적 행동(aggressive behavior)을 비롯하여 환자의 발화(speech)와 사고(thought)의 내용을 평가할 수 있다. 11개의 항목으로 이루어지며 5점 척도(0점~4점) 혹은 8점 척도(0점~8점; 2점 간격)로 측정하고 검사 시간은 약 20분가량 소요된다.

3. 불안 장애(Anxiety disorders)

1) Hamilton Anxiety Rating Scale(HAM-A)

범불안장애를 비롯한 여러 불안장애의 증상과 심각도를 평가하는 데 사용될 수 있다. 특히 신체증상과 인지증상의 항목을 주로 평가한다. 14개 항목으로 구성되며 5점 척도(0점~4점)이고, 검사 시간은 10~15분 정도 소요된다. 흔히, 14점 이상일 경우 임상적으로 의미 있는 불안증상이 있다고 해석한다.

2) Yale-Brown Obsessive Compulsive Scale(Y-BOCS)

강박증상의 심각도 평가 및 치료효과 판정에 사용된다. 두 단계(phase)로 구성되어서, 먼저 증상 체크리스트(checklist)를 통해 전반적인 증상을 확인하고, 환자에게 해당하는 증상에 대해서 심각도를 측정한다. 즉, 지난 1주간의 증상을 체크하고, 해당 증상을 강박사고와 강박행동으로 나눈 뒤 증상으로 인하여 소모되는 시간, 일상생활에서의 기능장애 정도, 강박증상에 대해 환자가 저항할 수 있는 능력과 조절 능력 등을 평가한다. 강박사고 5문항, 강박행동 5문항으로 구성되며 5점 척도(0점~4점)로 평가하고 검사 시간은 약 20분 정도 소요된다.

4. 물질 사용 장애(Substance use disorders)

1) CAGE Questionnaire

문제음주(problem drinking)가 있는지 알아보는 선별검사로 이용한다. 1분 밖에 걸리지 않지만 검사의 민감도와 특이도는 상당히 높다고 보고된다. 다음의 네 가지 항목 중 두 가지 이상에서 "예"라고 대답할 경우 음주 문제가 있는 것으로 평가한다.

① 술을 줄여야겠다고 생각한 적이 있는가?(Cut-down)
② 음주 문제로 인하여 주변 사람들로부터 비난을 받는가?(Annoyed)
③ 음주 문제로 인하여 죄책감을 느끼는가?(Guilty)
④ 아침에 일어나 해장술을 마시는가?(Eye-opener)

2) Alcohol Use Disorders Identification Test(AUDIT)

문제음주 및 알코올 사용 장애의 선별검사로 이용한다. 환자가 자가보고하거나 의사가 질문하여 간단하고 빠르게 시행할 수 있다. 10개의 항목으로 구성되고 주로 음주 및 음주 관련 문제행동의 빈도를 측정한다. 일반적으로 8점 이상은 문제음주로 위험음주를 줄이기 위한 지도의 필요성을 시사하고, 16점 이상은 알코올 사용장애의 가능성이 있으므로 향후 지속적인 관찰이 필요함을 뜻하며, 20점 이상의 경우에는 심각한 음주문제가 있으므로 알코올 의존에 대한 철저한 평가가 필요하다고 해석할 수 있다.

5. 인지장애(Cognitive disorders)

1) Mini-Mental State Examination(MMSE)

전반적 인지기능을 평가하고 인지 저하를 선별하기 위한 도구로 사용된다. 노인성 치매뿐 아니라 인지기능의 문제를 동반할 수 있는 기질적 정신장애를 감별하기 위해 모든 환자에게 기본적으로 시행하는 것이 좋다. 총 30문항으로 구성되며 MMSE-KC, K-MMSE, MMSE-DS 등 버전(version)에 따라 다소 항목의 차이는 있지만 공통적으로 orientation, attention, memory, language, construction과 같은 인지기능을 전반적으로 평가한다. 피검자의 성별, 연령, 학력을 보정한 기준이 마련되어서 일반적으로 표준점수가 -1.5 표준편차 미만일 경우를 인지 저하가 있는 것으로 평가할 수 있다.

2) Neuropsychiatric Inventory(NPI)

알츠하이머병을 비롯한 치매 환자에게서 볼 수 있는 정신행동증상을 평가한다. 총 12개의 증상을 평가하며 증상의 유무, 빈도 및 중증도뿐 아니라 해당 증상으로 인하여 보호자가 받는 스트레스의 정도까지 평가한다.

6. 소아기 정신장애(Childhood psychiatric disorders)

1) ADHD Rating Scale-IV(ARS-IV)

부모와 교사를 대상으로 아이의 ADHD 증상에 대해 질문한다. 총 18개 문항으로 DSM-IV 진단 기준에 따라 ADHD 증상을 체크할 수 있어서 간단한 선별 검사로 사용할 수 있다. 19점 이상이면 ADHD 진단 가능성을 생각한다.

2) Social Communication Questionnaire(SCQ)

보호자를 대상으로 환아의 자폐장애 관련 증상에 대해 질문한다. 총 40문항으로 구성되어 있고 자폐장애 진단검사 도구인 ADI-R를 기반으로 한다. 자폐장애의 선별 검진 도구로 사용할 수 있고, 15점 이상이면 자폐장애 진단 가능성을 생각한다.

7. 기능 평가(Functional assessment)

1) Global Assessment of Functioning(GAF)

정신 건강과 질병의 연속선상에서 심리적·사회적·직업적 기능을 고려하여 평가한다. 신체적(또는 환경적) 제한으로 인한 기능 장애는 포함하지 않고 채점한다. 각 점수가 어느 정도의 기능 상태에 해당하는지 숙지하도록 한다. 점수 범위 내에서 적절한 중간 점수(예, 45, 68, 72점)로 평정할 수 있다.

참고문헌

- 대한신경정신의학회, 신경정신의학(제2판). 중앙문화사, 2005.
- Sadock BJ, Sadock VA, Ruiz P. Kaplan and Sadock's Synopsis of Psychiatry, 11th ed. Philadelphia, Lippincott Williams & Wilkins; 2014.

Chapter 02

정신과적 증례기록과 의무기록 작성

1. 정신과 의무기록(medical record) 작성

정신과 의무기록은 포괄적인 병력청취와 정신상태 평가 등을 바탕으로 작성한다. 문제가 되는 증상을 중심으로 기술하는 것은 타과의 의무기록과 비슷하지만, 환자 개인의 과거력이나 가족 내 역동 등 증상 발현에 영향을 미칠 수 있는 다양한 환경적 요인까지 광범위하게 파악하여 기술하는 것은 정신과 증례기록의 특징이다.

하지만, 이러한 내용에는 개인적 신상에 대한 내용을 포함할 수 있기 때문에 비밀유지(confidentiality)의 문제를 항상 염두에 두어야 하고, 파악한 내용을 모두 기술하기보다는 핵심적인 내용을 정리하여 기술하는 것이 좋다. 비밀유지(confidentiality)에 대해서는 뒤에서 다시 설명한다. 또한 법적인 문제를 대비하기 위해, 입 · 퇴원 사유, 검사 및 처치의 근거, 약 부작용 발생과 대처 내용, 격리 및 강박 사유와 경과, 자살사고 및 폭력성과 같은 자 · 타해 위험성과 대처한 내용 등은 충분히 작성하도록 한다.

여기에서는 초진기록의 기본적인 서식을 제시하고자 한다. 임상가마다 작성하는 서식은 모두 다를 수 있지만, 정신과 의사로서 입문하는 시기에는 필수적인 항목을 가능한 한 모두 포함해서 작성하는 연습이 필요하다.

표 2. 초진 기록

항목	내용
주소 & 발생시점	환자/보호자가 호소하는 문제를 기술한다. remote onset과 recent onset의 구분이 필요할 수 있다.
환자 기본정보	출생지/거주지, 학력, 과거직업/현재직업, 결혼상태, 사회 · 경제적 상태, 정보제공자 및 정보의 신뢰도 등을 기술한다.
과거 정신과 병력	과거에 진단받거나 치료받은 정신과 병력을 간단히 기술한다. (예, 1999년~2001년 : 우울 및 불면증상으로 OO정신과 의원을 방문하여 우울증 진단을 받고 Escitalopram 10 mg 복용)
현병력	환자, 보호자, 이전 의무기록 등을 통해 파악한 병력을 종합하여 질환으로 인해 문제가 발생하였다고 생각하는 시점부터 시간 순서대로 기술한다.

병전 인격	증상 발생 이전의 성격 특징을 기술한다.
개인력 및 사회력	발달력 및 환자의 삶에서 중요하다고 생각되는 병전 개인력을 기술한다. 음주/흡연/약물사용 및 직업 등과 관련하여 중요하다고 생각하는 사회력을 기술한다.
신체질환력	정신과 병력 외의 내 · 외과적 병력을 기술한다. 이와 함께 현재 투약하고 있는 약물을 모두 파악하여 기술하는 것이 좋다.
가족력	3대 이상의 가계도를 그리고, 가족의 정신과적 병력 및 환자와의 중요한 상호작용을 표시한다.
정신상태검사(MSE)	GAABs, 발화(speech), 기분(mood) 및 정동(affect), 지각(perception), 사고(thought), 인지(cognition), 판단(judgment), 병식(insight) 등에 대해 평가한 결과를 기술한다. 증상의 유무만 표시하는 것이 아니라, 해당하는 증상에 대해서는 상세히 기술하는 것이 좋다(예, 환청이 들린다고 하면, 주로 언제, 얼마나 자주, 누구의 목소리와 어떠한 내용으로 들리는지, 언제 악화되거나 완화되는지, 환청에 대한 환자의 반응은 어떤지 등에 대해 기술한다).
계통적 문진과 신체검사	환자가 호소하는 신체적 문제를 중심으로 문진하고 신체검사한 결과를 작성한다.
신경학적 검사	보행, 운동 및 감각, 뇌신경, 소뇌 기능 등에 대해 평가한 내용을 작성한다.
기타 검사결과	피검사, 영상검사, 신경심리검사 등의 주요 결과를 기술한다.
정신역동적 사례구성 (psychodynamic formulation)	환자의 증상 혹은 삶에 영향을 미쳤을 것으로 판단하는 환자의 내적 · 외적 원인을 종합하여 정신역동적으로 설명한다. 주요 방어기제, 성격 특성, 가족과의 관계, 이차적 이득 등에 대해 기술한다.
문제목록	파악한 병력과 검사 결과 등을 종합하여 우선순위에 따라 문제목록을 구체적으로 작성한다.
초기평가	DSM-5 진단체계에서는 기존의 다축진단(multiaxial assessment)을 통합하여 보다 간단하게 진단적 인상을 제시하기를 권고한다. 초기평가의 내용에는, 진단기준에 따라 진단된 정신질환뿐 아니라 생물학적 · 심리학적 · 사회적(bio-psycho-social) 관점에서 환자의 증상과 기능에 영향을 줄 수 있다고 판단되는 모든 요인을 포괄하여 통합적으로 평가하는 것이 바람직하다.
치료계획	환자에 대한 통합적 평가를 바탕으로, 약물치료, 정신치료, 인지행동치료, 환경치료 등 다양한 치료 방법을 모두 고려하여 환자에게 가장 적합한 치료 계획을 제시하는 것이 좋다. 의사가 직접 수행하는 치료의 내용뿐 아니라, 환자에게 도움을 줄 수 있는 다양한 방법들을 모두 포괄하여 작성한다.

2. 정신과적 증례기록과 의무기록 작성에서의 비밀유지(confidentiality)

정신과적 증례기록 및 의무기록에서 특히 유의해야 할 부분은 바로 비밀유지(confidentiality), 즉 환자의 개인적 신상에 대한 기밀유지의 문제이다. 정신과 기록에는 환자 가족에 대한 정보나 어린 시절의 경험 등 환자가 공개하기를 원하지 않는 개인 신상정보를 포함하는 경우가 많기 때문에 비밀유지(confidentiality)의 문제가 더욱 빈번히 발생할 수 있다. 따라서, 의무기록이 환자, 보호자, 타의료진에 의해 열람될 수 있음을 항상 염두에 두어야 하고, 개인 신상과 관련하여 예민한 문제에 대해서는 기술하지 않거나 기록 작성이 필요한 경우에는 열람이 불가능한 confidential note에 따로 작성하는 것이 좋다.

정신치료(psychotherapy)의 경과를 기록할 때에는 특히 비밀유지(confidentiality)의 문제를 민감하게 고려해야 한다. 정신과 전공의는 수련 과정 중에 정신치료의 면담 내용(verbatim)을 자세하게 기록하거나 녹음하여 수퍼비전을 받게 되는데, 자세한 내용은 의무기록에 남기지 말고 개인적으로 기록하여 보관하는 것이 좋다. 한편, 증례토의 등을 위해 증례기록지를 작성할 경우에는 이름을 비롯하여 개인 신상이 드러날 수 있는 모든 정보는 삭제해야 하고, 꼭 기술할 필요가 있을 때에는 세부적인 내용을 명시하지 않고 모호하게 표현하는 것이 바람직하다(예, 서울대학교 졸업 → 서울 소재 4년제 대학교 졸업).

참고문헌

- 대한신경정신의학회, 신경정신의학(제2판). 중앙문화사, 2005.
- Sadock BJ, Sadock VA, Ruiz P. Kaplan and Sadock's Synopsis of Psychiatry, 11th ed. Philadelphia, Lippincott Williams & Wilkins; 2014.

Chapter 03

정신과적 검사

1. 임상심리검사

임상심리검사는 임상적 평가 도구의 한 가지로 사용된다. 진단뿐 아니라 자아기능 및 방어기제를 평가하거나 치료계획을 수립하는 데에도 중요한 역할을 할 수 있다. 임상심리검사는 주로 임상심리실에서 시행하지만, 검사의 종류와 기본적인 내용을 숙지하고 있어야 환자에 따라 적합한 검사 오더를 낼 수 있고 보고서를 해석할 수 있다.

심리검사는 크게 두 가지 유형으로 나뉜다. 첫 번째, 투사적(projective) 검사는 불분명하고 모호한 검사 자극을 제시하고 답하도록 하며, 개인의 성격, 역동, 자아기능을 이해하기 위해 시행한다(예, Rorschach, HTP, SCT, TAT 등). 두 번째, 객관적(objective) 검사는 구조화된 검사 문항과 채점 절차를 통해 시행한다. 대부분의 심리검사가 이에 해당한다(예, MMPI, K-WAIS, Neurocognitive tests 등). 여기에서는 빈번히 시행하는 임상심리검사 몇 가지만 평가 목적에 따라 분류하여 〈표 3〉에 나타내었다.

표 3. 임상심리검사의 종류

평가 분류	평가 목적	임상심리검사 항목
정신병리 · 역동 · 성격평가	초기평가 시에 진단적 목적으로 실시	MMPI-2, Rorschach, House-Tree-Person test(HTP), Sentence Completion Test(SCT), Bender Visual Motor Gestalt Test(BGT)
신경인지기능평가	- 기본적인 인지기능을 평가 - 기질성 장애의 진단 - 정신장애와 동반된 인지기능장애 평가	- 주의력 : digit/visual span test, visual continuous performance task(CPT) - 기억력 : Verbal-auditory memory/Visuo-spatial memory, - 전두엽기능 : TMT A/B, Wisconsin Card Sorting Test(WCST), Stroop test, Frontal Assessment Battery(FAB)
지능평가	- 기저 지능을 평가 - 지적장애(intellectual disability)의 진단	Korean Wechsler Adult Intelligence Scale-IV(K-WAIS-IV)

2. 뇌파검사

뇌파(electroencephalogram, EEG)는 머리 표면에 붙인 전극에 의해 감지되는 뇌의 전기활동의 기록이다. Milliseconds 단위로 발생하는 신경세포의 활동을 측정하는 방법이며, 시간적인 면에서 신경세포의 변화를 추적하여 파악하는 데에 매우 효과적인 검사이다. 그러나 환자 상태에 따라 변화가 심하고, 약물에 의한 영향도 크다. 또한 정형화된 파형보다는 피검자에 따른 다양한 양상을 보이므로, 뇌파 판독을 위해서는 전문적인 교육이 필요하다.

뇌파검사가 환자에게 도움이 될 수 있는지, 환자가 뇌파검사를 충분히 시행할 수 있는지, 경제 상황은 어떤지 등을 고려하여 뇌파 검사를 처방한다. 또한 응급으로 시행할지, 충분한 광자극이 필요한지, 수면뇌파를 얻어야 하는지, 필요한 추가적인 전극의 설치는 필요하지 않은지 등을 고려하여 처방한다.

(1) 장비

뇌파에서 관찰할 수 있는 이상 소견의 국소화를 위해 가능하면 동시에 많은 부위를 기록하는 것이 필요하다. 이를 위해서 최소한 16개의 채널로 동시에 기록하는 것이 필요하며, 경우에 따라 채널을 추가할 수 있다.

(2) 전극의 명명 및 부착

국제임상신경생리연맹(International Federation of Clinical Neurophysiology, IFCN, 1983)의 권고에 따른 국제 10/20체계가 현존하는 방법 중 가장 널리 쓰이며, 이 방법을 표준전극 부착 방법으로 사용할 것으로 권유한다. 나지온(nasion, 뼈와 앞머리뼈 사이의 봉합선과 비간 봉합선과의 교점), 이니온(inion, 외후두부 융기)과 좌우 귀 주위(preauricular)의 point, 이렇게 네 지점이 기준점으로 사용되며, 기준점들 사이의 연결선 위에 10%와 20%씩 거리를 두고 분할한 위치에 전극을 설치한다. 전극의 이름은 전극이 부착된 부위의 이름에 따라, F(frontal), C(central), P(parietal), T(temporal), O(occipital)로 명명한다. 숫자는 안팎 순서로 증가하여 가운데 부위(midline)를 'zero'로 하고 양쪽 귀 쪽으로 내려가면서 좌측은 홀수 증가로 '1, 3, 5, 7, 9', 우측은 짝수 증가로 '2, 4, 6, 8, 10'으로 증가한다.

(3) 뇌파의 기록

뇌파검사를 할 때에는 최소한 피검자의 이름, 병록번호, 나이, 검사 날짜, 검사한 뇌파 기사의 이름을 기록해야 한다. 검사 시간, 마지막 경련 발작의 날짜와 시간, 피검자의 의식 및 행동상태, 투약 내역, 그 외 특기할 만한 병력 등을 부가적으로 기록할 필요가 있다. 기본적으로 기술적인 문제가 없는 상태에서 적어도 20분 이상 뇌파를 기록하여야 한다.

(4) 뇌파 판독지

① 도입부(introduction)

뇌파기록 초기에 피검자의 의식상태를 비롯하여 피검자가 어떤 약물을 복용했는지, 혹은 뇌파검사 전 처치(예, 수면 박탈)가 있었는지에 대해 기술한다.

② 뇌파 소견에 대한 기술(EEG findings)

뇌파의 모든 특징을 객관적으로 기술하면서도 그 소견의 임상적 의미에 대한 해석은 최대한 피한다. 기술된 뇌파소견을 보고 내리는 결론은 주관적이기 때문에 원래 해석한 사람의 것과 다를 수 있다.

a. 뇌파소견을 기술할 때에는 먼저 배경파에 대해 기술한다. 배경뇌파를 기술할 때는 주된 활동파(dominant activity)를 기술하고 그것의 주파수, 양과 지속적인지 혹은 간헐적인지 여부, 위치 · 크기, 대칭적인지 비대칭적인지, 규칙성이 있는지 혹은 불규칙적인지에 대해 기술한다.

b. 배경뇌파에 포함되지 않는 비정상 소견을 기술한다. 이러한 이상이 어떠한 종류(극파, 예파, 서파)인지, 그것의 분포(미만성, 국소적인지), 위치, 대칭성 여부, 동시성(synchrony, 대뇌반구 내, 대뇌반구 간), 크기, 지속성(지속적, 간헐적, 일회성 혹은 돌발성) 여부와 비정상적인 형태의 정도를 기술한다. 하지만 비정상의 정도에 대한 기술은 판독자의 주관에 따른다.

c. 광자극 및 과호흡과 같은 활성화법(activation procedures)은 잘 수행되었는지에 대해서도 기술하여야 한다. 활성화 방식에 사용된 광자극(photic stimulation)의 주파수 종류와 과호흡과 광자극에 대한 반응이 정상인지 비정상인지에 대해 기술한다.

③ 결과의 해석(interpretation)

a. 뇌파가 정상인지 아니면 비정상인지에 대한 판독하는 의사의 주관적인 기술이다.

b. 임상 양상과 뇌파 소견과의 상호관련(clinical correlation)에 대한 언급 – 만약 뇌파에서 보이는 비정상 소견이 부분적으로 약물이나 다른 치료적인 조치에 의해 발생할 수 있다면 이에 대해서도 언급하여야 한다.

뇌파의 판독을 위해서는, 뇌파의 파형을 구분하는 방법, 뇌파의 반복 양상에 대한 이해, 뇌파의 주파수를 계측하고 주파수에 따라 뇌파를 분류하는 방법, 뇌파의 진폭 및 이의 대칭성에 대한 이해, 위상관계에 대한 이해, 뇌파의 분포와 국소의 이해, 뇌파의 출현 양식, 타이밍, 지속성, 반응성 등에 대한 이해 등이 필요하다.

뇌파는 각성에서 수면에 빠지는 단계에 따른 α-β-θ-δ의 정상파형, 비간질 이상파, 간질 이상파로 구분할 수 있으며, 간질파는 발작중(ictal)과 발작간(interictal)으로 나누어볼 수 있다. 일반적으로 뇌전증 환자의 경우 뇌파를 4회까지 반복해서 측정할 때 이상을 발견할 가능성이 높아진다고 알려져 있다. 발작이 발생한지 24시간 이내에 빨리 시행할 경우 이상을 발견할 가능성이 높다. 정상인도 소아의 3%, 성인의 0.5%에서 관찰될 수 있다고 한다.

주파수에 근거한 뇌파의 분류는 다음과 같다. α파(8-13 Hz)는 주로 후두엽에서 발생되어 눈을 감고 이완된 상태에서 검사하는 상황에서 주된 파동이다. 검사 중 눈을 뜨게 하여 α파가 차단되는지, 그리고 다시 눈을 감았을 때 α파가 재현되는지가 정상 뇌파를 판정하는 데 중요한 소견이기도 하다.

β파(13-30 Hz)는, 주로 전두엽 영역에서 발생된다. 불안 수준이 높을 때 발현되기도 하고, 약물(예, benzodiazepine)과 관련하여 비정상적으로 증가하기도 한다. θ파(4-7 Hz)는 보통 측두엽, 두정엽에서 발생되나, 수면과 관련해서는 뇌 전반적으로 나타나기도 한다. 불안 상태에서 증가하기도 하고 정신 작동과 관련하여 증가하기도 한다. δ파(1-4 Hz)는 보통 측두엽, 두정엽에서 발생되나, 수면, 과호흡 유발과 관련해서는 뇌 전반적으로 나타나기도 한다.

뇌파 기록은 안정된 상태의 피검자가 눈을 감고 있는 상태에서 하는 것이 원칙이지만, 어떤 환자는 안정 시에는 전혀 이상이 없거나, 극히 경도의 이상 밖에 보이지 않다가, 특정한 생리적 · 생화학적인 내외환경의 변화가 일어났을 때에 비로소 이상을 나타내거나, 이상의 정도가 증가되는 경우가 있다. 예를 들면, 뇌전증 환자의 경우 발작 간기에는 안정 시 뇌파에 거의 이상을 나타내지 않고, 과호흡을 하게 되면 이상파가 출현하는 경우도 많다. 이와 같이 안정 시 기록에서는 불분명하거나 경도로밖에 존재하지 않는 뇌파 이상을 발현시키거나, 또는 현저하게 출현시키기 위한 조작을 뇌파의 부활법(activation method)이라고 하며, 개폐안 부활법, 과호흡 부활법, 광자극 부활법, 수면 부활법 등이 있다.

컴퓨터 기술의 발달로 뇌파의 신호를 디지털화할 수 있게 되면서 뇌파를 다양한 방법으로 분석할 수 있게 되었고, 정량화 뇌파(quantitative EEG, QEEG)는 그중 하나이다. 정량화 뇌파는 뇌파 데이터를 획득한 후, 잡파가 없는 구간을 설정한 뒤, 정량적인 방법으로 프로그램상의 분석을 통해 파형의 크기나 대칭성, 파형들의 동기성 등을 수치화하여 보여주는 뇌파의 분석 방법이다. 뇌파의 각 구성요소는 개인별 차이가 매우 크므로, 보통 표준화 과정을 거쳐 시각화하는 프로그램을 사용하게 되고, 이를 통해 다른 집단의 표준화된 수치값과의 비교도 가능하게 되어 있다. 이를 통해 각 정신신경과적 질환별 특성을 찾아 진단에 활용하려는 시도가 있었지만, 2013년에 ADHD의 진단 정확성을 높이기 위한 보조적 검사로 FDA 승인을 받은 것 외 진단적 기능은 제한적이었으며, 대개는 임상 양상 및 이외 검사들과 함께 진단적 보조 도구로 사용되고 있다. 정량화 뇌파 분석을 위해서는 약 20분 동안 촬영한 뇌파를 눈으로 검토하면서, 분석에 필요한 1~2분의 구간을 직접 설정해야 한다. 이를 위해서는 artifact나 noise가 없는 이완 상태의 폐안 구간을 정확히 선별해야 한다.

참고문헌

- Abou-Khalil B, Musilus KE.: Atlas of EEG & Seizure Semiology. Elsevier, 2006.
- Butcher JN, Williams CL. Personality assessment with the mmpi-2: historical roots, international adaptations, and current challenges. Applied Psychology: Health and Well-Being 1, 2009.
- Butcher JN, Dahlstrom WG, Graham JR, Tellegen A, Kaemmer B. The Minnesota Multiphasic Personality Inventory-2(MMPI-2): Manual for administration and scoring. Minneapolis, MN: University of Minnesota Press, 1989.
- Camara WJ., Nathan JS, Puente AE. Psychological test usage: Implications in professional psychology. Professional Psychology: Research and Practice 31, 2000.
- Goldstein G, Hersen M. Handbook of psychological assessment. Amsterdam: Pergamon Press, 2000.
- Kaplan RM, Saccuzzo DP. Psychological testing: Principles, applications, and issues(7th ed.). Belmont, CA: Wadsworth, 2009.
- Niedermeyer E, da Silva FL. Electroencephalography: Basic Principles, Clinical Applications, and Related Fields. Lippincot Williams & Wilkins, 2004.
- Sadock BJ, Sadock VA, Ruiz P. Kaplan and Sadock's Synopsis of Psychiatry, 11th ed. Philadelphia, Lippincott Williams & Wilkins; 2014.
- Stern TA, Fava M, Wilens TE. Massachusetts General Hospital Comprehensive Clinical Psychiatry, 2nd ed. Elsevier; 2015.
- Swartz, Barbara E. The advantages of digital over analog recording techniques. Electroencephalography and Clinical Neurophysiology, 1998.
- Weiss LG, Saklofske DH. Coalson D; Raiford SE. WAIS-IV Clinical Use and Interpretation: Scientist-Practitioner Perspectives. Practical Resources for the Mental Health Professional. Alan S. Kaufman(Foreword). Amsterdam: Academic Press, 2010.

Chapter 04

정신질환별 증상, 진단 및 치료

I. 조현병과 기타정신병

1. 조현병(Schizophrenia)

1) 임상양상(Clinical features)

조현병의 평생 유병률은 1%로 전 세계적으로 유사하다. 조현병에만 병리특이적인 증상 및 징후는 없다. 단면적인 정신상태검사만으로 진단을 내리기보다는, 자세한 병력 청취를 통해 질병의 경과를 파악하는 것이 진단에 필수적이다.

전구기에는 수개월에서 수년에 걸쳐서 몇 가지 증상이 발전하는데, 대개 조현병 진단 이후 후향적으로 인식된다. 두통, 위약감이나 소화기계 증상과 같은 신체적 증상도 흔하고, 관계사고, 지각(perception)의 이상, 추상적인 생각이나 종교적 물음에 몰두하기도 하며 이상한 정동, 언어기능의 저하, 독특한 생각 등이 나타난다. 전향적으로 전구기가 의심되는 경우를 정신증 고위험군(clinical high risk for psychosis, ultra-high risk, at-risk mental status)으로 칭한다.

전구기에서 점차 명백한 정신병으로 진행하게 되는데 치료 받지 않은 시간이 길어질수록 예후가 불량한 경우가 많다. 조현병의 전형적인 경과는 악화 및 관해를 반복하는 것이며 진단 후 첫 5년간의 질병양상이 그 환자의 경과를 예측하게 한다. 재발할 때마다 기본적인 기능에 저하가 오고, 이러한 측면이 정신병적 증상을 동반하는 기분 장애와 구별되는 특징적인 부분이다. 대개 조현병의 양성증상은 시간이 지나며 호전되나 음성 증상은 유지되거나 심해진다.

조현병의 불량한 예후와 관련된 요인으로는 젊은 나이의 발병, 서서히 발생하는 증상, 위축, 자폐적 행동, 가족력, 지지체계의 부족, 음성증상, 신경학적 증상, 폭력의 과거력 등이 있다. 급성기를 지난 환자의 1/4에서는 우울증상이 나타나는데 조현병의 잔류 증상 및 항정신병 약물의 부작용과 유사할 수 있어 감별해야 하고, 자살 위험성의 증가와 관련이 된다.

2) 진단(Diagnosis)

DSM-IV-TR에서는 망상, 환청, 와해된 언어, 와해된 행동이나 긴장증, 음성 증상 중에 2개 이상을 만족시키면 진단 가능하도록 했다. 또한 지시하거나 대화하는 환청이면 이 증상 1개만 있어도 진단 가능했다. 1개월 이상의 지속적인 급성시기가 있어야 하나 치료 중이면 1개월 미만도 가능하다. 증상 발생부터 전체적인 질병 기간은 6개월 이상으로 정해져 있고, 모든 정신과적 진단이 그러하듯 사회적 · 직업적 기능이상이 반드시 수반되어야 한다.

DSM-5에서는 망상, 환청, 와해된 언어 중 하나는 반드시 포함되도록 하였고, 지시하거나 대화하는 환청일 경우 1개 증상으로도 가능하다는 전제가 삭제되었다. 또한 아형을 나누는 것이 임상적 유용성이 떨어지기 때문에 아형의 분류도 삭제되었다. DSM-IV-TR에서 있었던 다양한 course specifier는 DSM-5에서 첫 삽화와 다중 삽화로 나누어서 첫 발병과 재발을 강조하는 형태로 변화되었다.

조현병 환자의 정신상태검사에서 질병에 특이적인 소견이 정해져 있지는 않지만 진단적인 인상을 갖는 데 중요하다.

전반적 외양에서 불량한 위생을 보이거나 극단적으로 조용할 수 있다. 관찰되는 행동에서 초조와 폭력성이 보일 수 있고, 긴장증적 혼수나 흥분과 같은 진단에 특이적인 부분이 나타나기도 한다. 상동증이나 거부증(negativism)이 보이기도 한다. 임상가의 직관적인 느낌으로 프레콕스감(praecox feeling)이라는 용어가 있지만 진단에 타당도(validity), 신뢰도(reliability)는 없는 것으로 생각된다. 정동은 대체로 무쾌감증을 보이나 때때로 극단적인 분노나 불안으로 표현할 수 있다.

진단에 가장 중요한 지각 이상은 오감에 다 나타날 수 있으나 환청이 가장 흔하다. 환각 증상이 있을 때는 조현병으로 판단되더라도 항상 물질 복용의 가능성을 염두에 두어야 한다.

사고 이상은 조현병의 핵심 증상이고 이해할 수 없는(un-understandable) 특징을 보인다. 내용에서는 잘못된 믿음을 반영하는 망상이나 극단적인 몰두, 자아 경계의 붕괴를 보인다. 형식에서는 연상의 와해가 두드러지고, 심해지면 탈선(derailment), 지리멸렬(incoherence) 등을 보인다.

조현병의 급성기에서는 충동조절이 어려울 수도 있다. 이는 사회적 민감성이 떨어졌기 때문일 수도 있고, 환청에 대한 반응 때문일 수도 있다. 난폭한 행동도 나타날 수 있는데 신경학적 결손과 관련이 있다.

지남력이나 기억력은 대체로 정상이나 집중력이나 작업기업, 실행 기능 등에서 미묘한 인지기능장애(subtle cognitive dysfunction)가 나타나고 이러한 부분이 기능상의 결과(functional outcome)와 강하게 연관되어 있어 중요하다.

환자들이 병식이 없는 경우가 많은데 치료에 대한 낮은 순응도와 관련이 있다. 환자의 증상에 대한 인식 정도, 다른 사람과 어울리는 정도, 문제의 이유 등 다양한 측면에서 병식의 측면을 평가해야 한다. 조현병 환자라고 해서 다른 정신과 환자에 비해 면담 내용의 신뢰성이 떨어지지는 않는다.

3) 감별진단(Differential diagnosis)

조현병은 이차 정신병적 장애(secondary psychotic disorders)와 감별해야 한다. 이차 정신병적 장애(secondary psychotic disorders)는 물질 유발(substance-induced)과 그 밖의 내과적 · 신경과적 질환에 의한 것으로 크게 구분될 수 있다. 환자가 드문 증상을 호소하거나 갑작스런 의식 수준의 변화를 보일 때는 진단되지 않은 내과적 문제(medical condition)를 철저히 추적해야 하고, 신경학적 장애를 포함한 가족력을 파악해야 한다. 또한 이전에 조현병으로 진단 받은 환자라도 항상 비정신과적 진단에서 대해 고려한다.

표 4. 조현병과 감별해야 할 Secondary psychotic disorders

Substances – amphetamine, cocaine, PCP, hallucinogen
Temporal lobe epilepsy(TLE)
Head trauma
Tumor
Cerebrovascular disease
Huntington's disease
Wernicke-Korsakoff encephalopathy
Systemic lupus erythematosus(SLE)
Neurosyphilis
AIDS

또한 조현병은 다른 정신병적 장애와 감별해야 되는데, 여기에는 조현정동장애(schizoaffective disorder), 조현형장애(schizophreniform disorder), 단기정신병(brief psychotic disorder), 망상장애(delusional disorder) 등이 있다. 기분장애(mood disorder)에서도 정신병적 증상이 동반될 수 있어 감별이 중요한데, 주요우울장애(major depressive disorder)나 양극성장애(bipolar disorder)에서는 대개 기분일치 망상(mood-congruent delusion)이 보인다. 조증삽화(manic episode)에서 사고비약(flight of idea)이 조현병의 사고 장애와 혼동될 수 있어 정신상태검사(MSE) 시에 주제 사이의 연상이 관련이 있는지 면밀히 조사해야 한다.

4) 치료(Treatment)

항정신병 약물이 조현병 치료에서 주된 역할을 하고 있지만 정신치료를 포함한 정신사회적 개입이 임상적인 호전을 강화할 수 있다.

(1) 약물치료

조현병의 치료는 크게 급성기와 유지기로 나눌 수 있다. 급성기에는 정신병적 증상의 경감에 치료 목표를 맞추게 된다.

급성기 증상으로 인해 심한 초조(severe agitation)가 자주 동반되는데 항정신병 약물의 사용으로 인한 정좌불능증(akathisia)과 구별이 어려울 수 있다. 심한 초조를 보이는 환자에는 근주 항정신병제(IM antipsychotics)가 보다 효과적인데 과도한 진정 없이 안정되는 경우가 있다. Benzodiazepine도 급성기에 보이는 정신병적 초조에 효과적이다. 우울증상이 동반될 때는 선택적 세로토닌 재흡수 억제제(SSRI)나 venlafaxine, mirtazapine, bupropion 등을 고려하고 반응이 없으면 다른 항정신병 약물을 고려한다. 강박 증상이 동반되면 SSRI를 투약할 수 있다.

유지기에는 재발을 예방하고, 기능 수준을 회복시키는 것을 치료 목표로 삼는다. 항정신병 약물을 유지한 환자는 투약을 중단한 환자보다 재발률이 낮다.

어떤 종류든 항정신병 약물로 치료 받는 환자의 70%에서 관해에 도달한다. 불충분한 치료 반응을 보일 때에는 비순응과 불충분한 치료 기간을 고려해야 한다.

조현병에서 입원의 적응증

1. 진단 목적
2. 약물 안정화
3. 자 · 타해 위험으로 인한 환자 안전 확보
4. 와해된 행동으로 인해 기본 생활을 위한 care가 필요한 경우

한국형 조현병 약물치료 지침서 2006

1단계 : 비정형 항정신병 약물
(Risperidone, Olanzapine, Quetiapine, Amisulpride, Aripiprazole, Ziprasidone)

2단계 : 1단계에서 사용하지 않은 비정형 항정신병 약물 혹은 과거 정형 항정신병 약물에 반응이 좋았던 경우 정형 항정신병 약물

3단계 : Clozapine

4단계 : Clozapine+강화제(정형 또는 비정형 항정신병 약물, 기분조절제, 항우울제, 전기경련요법 등)

5단계 : 병용 치료(정형+비정형, 비정형+비정형, 정형 또는 비정형+전기경련요법, 기분조절제, 항우울제 등)

* 비순응으로 인해 치료 반응을 보이지 않을 경우 어느 단계에서도 장기 지속형 비정형 항정신병 약물 주사제를 사용할 수 있음.

위의 각 단계에서 치료 반응을 판정하는 것은 PANSS 표준화 점수에 기반하여 〈표 5〉의 기준에 따를 수 있다.

표 5. 치료반응 기준

PANSS 표준화 점수 기반 단계	양성증상
1단계	<8점
2단계	<8점
3단계	>20% 감소
4단계	>20% 감소
5단계	>20% 감소

표 6. 치료 무반응 시 고려할 사항

약물 비순응
진단이 정확한지 확인
물질 남용
드러나지 않은 부작용
지속적인 심리 · 사회적 스트레스
진단되거나 교정되지 않은 다른 질환

치료에 대한 반응이 불량할 때는 〈표 6〉에 나와 있는 요인들을 고려해야 한다. 적당한 용량으로 4~6주간 투약되었다면 충분하다고 볼 수 있고, 이 기간에 약간의 호전만 보여도 3~6개월간 호전이 지속될 수 있다. 항상 약물 부작용이 치료 반응을 방해하는 것은 아닌지 고려해야 하고, 약물에 대한 반응이 불량하다고 판단되면 대개 증량보다는 다른 계열 약물로의 교체가 더 바람직하다.

비정형 항정신병 약물은 clozapine을 제외하면 효과 측면에서 우위를 가리기 힘들기 때문에, 약물 선택에서 부작용을 관리하는 측면이 더 강조되기도 한다. 추체외로 증후군에서는 항콜린제(anticholinergic agents)를 사용하고 반응이 없으면 다음 단계의 약을 고려한다. 정좌불능증(akathisia)에서는 propranolol을 먼저 생각하고 이후 benzodiazepine을 병합한다. 반응이 없으면 다음 단계의 항정신병 약물을 고려한다. 지속적인 고프로락틴혈증이 나타나면 계속 추적 관찰하면서 약제를 감량한다. 항정신병 약물 악성증후군(neuroleptic malignant syndrome)이나 심한 체중 증가, 당 · 지질 대사의 심각한 이상, QTc 간격의 연장에서는 바로 다음 단계의 항정신병 약물을 고려한다. 경도~중등도의 지연성 운동장애(tardive dyskinesia)에서는 클로자핀을 제외한 비정형 약물을, 중증에서는 클로자핀을 고려하게 된다.

표 7. 비정형 항정신병 약물들의 부작용

	EPS	프로락틴 증가	체중 증가	혈당 증가	지질 증가	진정	저혈압	항콜린성
Risperidone	+	+++	++	++	++	+	+	0
Olanzapine	0	0	+++	+++	+++	+	+	++
Quetiapine	0	0	++	++	++	++	++	0
Ziprasidone	0	+	0	0	0	0	0	0
Aripiprazole	0	0	0	0	0	+	0	0
Clozapine	0	0	+++	+++	+++	+++	+++	+++

(2) 정신사회적 치료

조현병의 비약물적 치료에는 사회기술훈련이 중요한 역할을 하게 된다. 이는 일종의 행동치료로서 대인관계에 장애가 되는 증상들을 다루게 된다. 여기에는 불량한 눈맞춤, 반응 지연, 이상한 표정, 사회적 상황에서 연속성의 부재, 타인의 감정을 이해하지 못하는 것 등이 포함된다. 주로 비디오테이프를 보거나 역할극을 하게 되고 숙제가 주어진다. 이 치료는 입원을 요하는 재발률을 낮추는 것으로 보인다.

조현병 환자는 입원 치료 후 퇴원 시에도 대개 부분적으로 관해된 상태에서 퇴원하기 때문에 단기 가족중심치료를 통해 많은 도움을 받을 수 있다. 치료자는 좌절감을 주지 않으면서 환자와 보호자들이 질병에 대해 이해하고 정신병적 증상으로 인한 사건들에 대해 토의하도록 한다. 광범위한 대처 전략을 세우고 가족 내에서 과도한 감정 표현이 이루어지지 않도록 한다. 이 치료를 통해 재발률을 낮출 수 있다. 지역사회에서 시행하는 치료에는 사례 관리(case management)와 적극적 공동체 치료(Assertive Community Treatment, ACT)가 있다. 사례 관리(case management)는 여러 전문가가 환자의 치료에 참여하고, 한 사람의 사례 관리자가 치료 활동을 총괄한다. ACT는 환자들이 하나의 다학제간 팀(multidisciplinary team)에 속하게 되고 24시간 서비스를 받게 된다. 비용이 많이 들고 노동집약적이나 재발률을 낮출 수 있는 것으로 보고되었다.

그 밖에도 조현병 환자를 대상으로 인지행동치료와 개인 정신치료를 고려할 수 있다. 인지행동치료는 환자의 인지적 왜곡을 교정하고 망상, 환청 등도 개선될 수 있다. 조현병의 개인 정신치료에서 가장 중요한 것은 치료 관계를 형성하는 것으로 10년 단위의 치료를 생각해야 한다. 환자가 아무리 증상으로 인해 방해를 받더라도 치료자를 신뢰할 수 있고, 치료자는 환자를 이해하기 원하고 노력하고 있다고 느끼도록 하는 것이 목표 중에 하나이다. 이 밖에도 직업 재활을 하거나 미술 치료를 통해 자존감을 상승시킬 수 있게 하는 방법 등이 쓰인다.

2. 기타 정신병

1) 조현정동장애(Schizoaffective disorder)

평생 유병률은 1% 미만으로 진단이 불분명할 때 쓰이는 경우가 많다. 우울형(depressive type)은 노인층에 많고, 양극성형(bipolar type)은 젊은층에 많다. 진단 시 유병 기간을 결정하는 데 어려움이 있다. 기분 증상 없이 정신병적 증상만이 존재하는 시기를 확인하는 것이 쉽지 않다. 진단하기 위해 주요우울증 또는 조증 삽화를 만족시키면서 조현병의 진단 기준 A를 만족해야 한다. 또한 주요 기분 삽화 없이 망상이나 환각이 2주 이상 지속되어야 한다. DSM-IV에서는 현재 유병기간을 기준으로 위의 진단 기준을 적용했던 반면, DSM-5에서는 정신병의 전체 경과 동안의 기분 증상을 평가해야 한다. 경과를 보면 기분 증상이 주가 되었던 환자들이 더 나은 경과를 보이고, 장기 추적 결과 전체적인 질병 양상은 조현병의 경과와 더 가까운 것으로 보인다.

치료는 대개 기분조절제(mood stabilizer)가 주로 사용된다. 우울삽화(depressive episode)를 보일 때는 양극성 우울병(bipolar depression)에 준해서 치료해야 한다. 조울증과 마찬가지로 SSRI를 사용할 때는 주기 전환(cycle switch)이 일어나는 것을 주의해야 한다.

2) 조현형장애(Schizophreniform disorder)

조현병과 전체 질병 기간이 6개월 미만이라는 점에서 차이가 난다. 이 질병군은 이질(heterogeneous)의 환자들이 속해 있는 것으로 보인다. 1/4에서는 중등도 이상의 음성증상을 보이고, 좋은 예후 인자를 보이지 않는다. 좋은 예후 인자로는, 변화를 감지한 이후 4주 이내에 명백한 정신병적 증상이 나오는 경우, 삽화기간 중 혼란(confusion)을 보이는 경우, 좋은 병전 기능을 보유한 경우, 음성 증상이 없는 경우가 있다. 하지만 60~80%의 환자들이 조현병으로 진행한다고 볼 수 있다.

치료는 항정신병 약물을 사용하게 되는데 전형적인 조현병에 비해 치료 반응이 빠르고, 반응을 보이는 환자군도 많다.

3) 단기 정신병적 장애(Brief psychotic disorder)

주로 정신병적 증상이 하루 이상 1달 미만일 때 진단을 내리게 된다. 음성 증상은 진단 기준에 포함되지 않는다. 보통 급격하게 발생하고, 섬망을 시사하는 소견이 동반되는 경우도 있어 면밀한 검사를 요할 때도 있다. 일부에서 조현병이나 주요정신장애로 발전하게 되나, 약 50% 이상에서는 진행하지 않고 좋은 예후를 보인다. 좋은 예후 인자로 양호한 병전 성격, 현저한 유발 인자를 동반하는 경우, 급격한 발병, 기분증상 동반, 삽화기간 중 혼란 등을 들 수 있다.

치료는 필요한 경우 항정신병 약물을 사용하나 장기적인 치료가 필요할 경우 진단에 대해서 다시 고려한다.

4) 망상장애(Delusional disorder)

조현병에 비해 늦은 발병을 하고 유병률도 0.03%로 굉장히 드문 질환으로 이질적인 질환집단(heterogeneous group)이라 생각된다. 환자의 친족들에게 같은 망상장애의 발병이 높지만 조현병은 높지 않다. 장기적으로 추적 관찰했을 때 1/4 미만에서 조현병으로 재분류되는 것으로 보아 진단적인 안정성은 상당한 것으로 보인다.

진단의 아형으로 피해형(persecutory type), 연정형(erotomanic type), 과대형(grandiose type), 질투형(jealous type), 신체형(somatic type) 등으로 나눌 수 있다.

대체로 스트레스 요인이 선행하는 경우가 많고 급격한 발병이 많다. 좋은 예후 인자로는 좋은 병전 기능, 여자, 30세 이전 발병, 급격한 발병, 짧은 유병기간, 선행 인자의 존재 등을 들 수 있다. 과대형, 질투형이 가장 예후가 불량하다. 치료는 어려운 편으로 항정신병 약물을 사용할 수 있으나 순응도가 낮다. 정신치료를 고려하게 되는데, 치료 성공은 효과적이고 치료적인 환자-의사 관계를 맺는 데 달려있다.

3. 정신증 임상적 고위험군(Clinical high risk group for psychosis)

1) 개념

조현병 또는 정신증은 대부분에서 발병 이전에 전구기(prodrome)에 해당하는 시기가 있다. 전구기에 해당하는 경우에 이를 전향적(prospective)으로 발견하여 발병을 예방하려는 노력이 지난 20년간 지속되어 왔다. 이 전구기 동안에는, 뚜렷한 정신증적 증상보다는 대인관계의 어려움이나, 이전에 비해 자신이 달라져 있다는 느낌, 우울감과 불안, 불면, 집중력의 저하 등과 같은 비특이적인 증상과 더불어, 일상생활이나 대인관계, 학업 및 직업기능 등에서의 저하를 함께 보인다. 또한 정신증적 증상이 약화된 형태로 나타나거나, 정신증적 증상의 지속 시간이 매우 짧고 간헐적으로 보여질 수 있다. 이와 같은 상태에 있는 청소년기와 청년기의 젊은 사람들을 임상적 고위험군이라고 한다.

임상적 고위험군에 해당되는 경우 적절한 치료 및 관리를 받지 않으면 2~3년 내에 20~30% 정도에서 정신증으로 진행되는 것으로 알려져 있다. 호주의 PACE 클리닉에서 임상적 고위험군을 10년 동안 추적 관찰한 결과 34.9%가 조현병으로 진행하였다.

정신증으로 진행하지 않는 나머지의 경우에는 정상적으로 회복되기도 하나, 일부의 경우에는 불안장애나 기분장애 등 다른 질환을 겪는 상태로 남아있기도 한다. 따라서 정신증 고위험군이 의심되는 경우에 적절하게 의심하여 평가하고, 추적 관찰하는 것이 중요하다.

2) 진단(Diagnosis)

정신증 고위험군의 진단평가검사로 2001년 미국의 Yale 대학의 Prime clinic에서 개발한 Structured Interview for Prodromal Syndromes(SIPS)를 사용하여 정신증 고위험군을 선별한다.

(1) SIPS의 구성

① Scale Of Prodromal Symptoms(SOPS)
② Global Assessment of Functioning(GAF)
③ Schizotypal Personality Disorder Checklist
④ Family History Questionnaire

(2) Scale of Prodromal Symptoms(SOPS)의 평가 항목

Positive	Negative
① 이상한 사고내용, 망상적 사고 ② 의심, 피해사고 ③ 과대사고 ④ 지각이상, 환각 ⑤ 파과적 의사소통	① 사회적 무쾌감증, 퇴축 ② 무의욕, 무감동 ③ 표현된 정동의 이상 ④ 감정 및 자기체험의 감소 ⑤ 사고의 풍부함의 감소 ⑥ 역할기능의 왜곡
Disorganized	**General**
① 괴이한 행동과 외모 ② 괴이한 생각 ③ 집중, 주의력 곤란 ④ 개인위생 및 사회적 주의	① 수면장애 ② 우울한 기분 ③ 운동장애 ④ 스트레스 내인성의 약화

전구 증후군의 진단에는 양성증상(positive symptom)만이 사용되며 양성증상 문항은 0~6점 척도로, 5점 이하는 증상이 있어도 정신병적이지 않은 상태이며 6점은 정신병적인 상태를 나타낸다. 3점 이상의 증상을 보고한 항목에 대해서 발생시기/기간/빈도/고통/방해/확신 정도의 6가지를 상세히 기술한다. 전구 증후군으로 진단하기 위해서는 현재 및 과거 정신병이 배제되어야 한다.

(3) 세 가지의 전구 증후군(Prodromal Syndrome)

– 동시에 2개 이상의 증후군에 속할 수 있음

① 약화 양성증상 전구 증후군
[Attenuated Positive Symptom Prodromal Syndrome(APS-PS)]

하나 이상 역치 이하(SOPS 평가상 3~5점)의 정신증 수준이 아닌 양성 증상이 있는 경우를 말하며, 일 년 이내에 시작되었거나 일 년 전보다 악화되었고, 일주일에 한 번 이상 증상이 나타나는 경우로 가장 흔하다.

② 단기 간헐성 전구 증후군
[Brief Intermittent Psychotic Symptom Prodromal Syndrome(BIPS-PS)]

하나 이상 정신증 수준의 양성 증상(SOPS 평가상 6점)이 한 달에 한 번 이상, 적어도 하루에 수 분 이상 있는 경우를 말한다.

③ 유전적 위험 및 기능저하 전구 증후군
[Genetic Risk and Deterioration Prodromal Syndrome(GRD-PS)]

가족력이 있거나 조현형 성격장애(schizotypal PD)가 있는 환자가 속해 있으나, 최근의 연구결과로는 정신병(psychosis) 발병률이 APS-PS, BIPS-PS에 비해 낮은 것으로 알려져 있다.

II. 기분장애

1. 주요우울장애(Major depressive disorder)

1) 임상양상(Clinical features)

스스로 우울하다고 표현하는 경우가 대부분이다. 하지만, 우울하다기보다 불안하다고 하거나, 기분을 느끼지 못한다고 하는 경우도 있다.

흥미와 의욕이 감소하며 사고의 내용도 우울해서 과거의 일을 계속 반추하고 후회하거나, 나 · 미래 · 세계에 대해 비관적인 생각을 갖거나, 자신감이 저하되거나, 무가치감을 느끼거나, 자살 사고가 있거나, 망상이 있다면 피해망상, 신체망상, 빈곤망상, 허무망상 등을 보이는 경우가 있다.

사고의 과정에서도 정신운동지체가 흔하고 집중력이 감소되고 기억력을 비롯한 인지기능이 저하되는 모습을 보일 수 있다.

이인증이나 비현실감과 같은 지각 이상을 보고하기도 하며, 노인층에서는 특히 기운이 없다, 피곤하다, 두통, 복통 등의 신체증상도 흔하게 보고한다. 또한, 수면 장애, 식욕의 변화, 성욕 감소가 흔히 동반된다.

멜랑콜리아 양상의 우울증에서는 흥미가 감소되고, 아침에 심해지는 우울감을 호소하며, 새벽에 일찍 깨는 수면 장애를 호소하고, 심한 정신운동 지체나 초조를 보이고, 심한 식욕감소나 체중감소를 나타내고, 지나친 죄책감을 흔히 보인다.

반면, 비전형적인 증상을 보이는 우울장애에서는 기분 반응성(mood reactivity), 식욕 증가, 수면 증가, 마비된 듯한 무력감(leaden paralysis). 대인관계에서 다른 사람의 거부에 대한 민감성(기분삽화에 국한되지 않음)을 보일 수 있다.

2) 진단(Diagnosis)

병력, 정신상태검사를 통해 '우울삽화'를 진단한다. 발병시점, 유발요인, 경과, 심각도, 일상생활에 영향을 주는 정도를 알아보아야 한다. 우울장애의 선별 목적으로 여러 가지 척도를 사용할 수 있지만, DSM의 기준에 따라 임상양상을 확인하여 하나씩 확인하여 진단 내릴 수 있다.

DSM-5의 주요우울삽화 진단기준을 요약하면 다음과 같다.

첫째, 9가지 우울증상 중 5가지 이상의 증상이 2주간 나타나야 하고 그중에서 다음의 두 가지 증상 중 적어도 한 가지는 반드시 포함되어야 한다. 즉, ① 하루의 대부분, 그리고 거의 매일 지속되는 우울한 기분이 주관적 보고나 객관적 관찰을 통해 나타나거나, ② 거의 모든 일상활동에 대한 흥미나 즐거움이 하루의 대부분 또는 거의 매일같이 뚜렷하게 저하되어 있어야 한다. 나머지 우울증상의 내용은 아래와 같다. ③ 현저한 체중 감소가 체중 증가가 나타난다. 또는 현저한 식욕 감소나 식욕 증가가 거의 매일 나타난다. ④ 불면이나 과다수면이 있다. ⑤ 정신운동성 초조 혹은 지체가 있다. ⑥ 피로 혹은 활력의 상실이 있다. ⑦ 무가치감이나 과도하고 부적절한 죄책감을 느낀다. ⑧ 사고력이나 집중력 감소 혹은 우유부단함이 나타난다. ⑨ 반복적인 죽음에 대한 관념, 자살사고, 자살계획 혹은 자살시도가 나타난다.

둘째, 이 증상들은 임상적으로 심각한 고통을 주며 사회적 · 직업적 기능 장애를 초래해야 한다.

셋째, 이 증상들은 물질이나 다른 질환의 생리적 현상으로 인한 것이 아니어야 하며, 다섯째, 다른 정신장애로도 더 잘 설명되지 않는다. 여섯째, 조증 혹은 경조증 삽화가 발현된 적이 없어야 한다.

3) 감별진단(Differential diagnosis)

(1) 양극성장애

경조증, 조증 삽화에 대한 병력 청취가 반드시 필요하다.

단극성(주요우울장애) 우울증과 양극성 우울증의 차이점은 다음과 같다.

표 8. 단극성 우울증과 양극성 우울증의 차이

단극성 우울증	양극성 우울증
늦은 발병	이른 발병
삽화 수가 적다	삽화 수가 많다
점진적 발병	급성적 발병
여자 > 남자	여자 = 남자
정신운동성 초조가 많음	정신운동성 지체가 많음
전형적 증상	비전형적 증상
불면	과수면
자살 위험도 낮음(상대적으로)	자살 위험도 높음(상대적으로)
젊은 환자에게서 정신병적 증상이 있을 가능성이 더 낮다.	젊은 환자에게서 정신병적 증상이 있을 가능성이 더 높다.
항우울제가 효과적	항우울제가 덜 효과적
Li 덜 효과적	Li 더 효과적
우울증의 가족력	조증, 우울증의 가족력

우울 삽화의 임상 양상 중 다음과 같은 특징을 보일 경우에는 양극성장애의 가능성이 높아진다고 되어 있다.

① 어린 나이 발병
② 25세 전에 정신병적 우울증
③ 산후 우울증(특히 정신병적 증상 동반 시)
④ 짧은(〈3개월) 우울 삽화의 급성 발병과 호전
⑤ 재발성 우울증(5개 삽화 이상 시)
⑥ 심한 정신운동성 지체가 동반된 우울증
⑦ 비전형적 증상
⑧ 계절성
⑨ 양극성장애의 가족력
⑩ 3대 가계의 고밀도 가족력
⑪ 기분 기복 기질
⑫ 기분고양(hyperthymic) 기질
⑬ 항우울제에 의한 경조증
⑭ 반복적으로 초기 반응 후 항우울제의 효과가 떨어질 때(최소한 3번 이상)
⑮ 혼재성 우울 삽화

(2) 조현병

조현병의 경우 기분 증상보다 양성 · 음성 · 인지 증상이 먼저 선행되거나 오래 지속되는 경우가 많다. 조현병보다 주요우울장애에서 우울증이 삽화적이다. 또한 분열정동장애와의 감별도 중요하다.

(3) 기타

- 불안장애, 신체화 장애 : 증상이 겹치는 경우가 많아 감별이 필요할 때가 있다.
- 2차성 우울장애 : 중요한 것은 다른 질환에 의한 우울장애가 있을 수 있다는 것을 인지하고 의심이 될 때 평가하는 것이다. 우울증상을 흔하게 동반하는 신경과적 · 내과적 질환 및 약물은 아래와 같다.
  - 파킨슨병 : 50~75%에서 우울증상을 보인다. 운동증상과 정신운동지체의 감별이 필요하다.
  - 측두엽 간질 : 특히 우뇌에 병소가 있을 경우 우울증상이 호발한다.
  - 뇌졸중 : 발생 후 2년 이내 우울증상이 호발한다.
  - 치매 : 초기 치매에서 우울증상이 자주 동반된다.
  - 갑상선기능저하증 · 항진증
  - 약물 : 고혈압약, 스테로이드, 항생제, 항암제 등

4) 치료(Treatment)

(1) 입원 치료

자살 기도를 했거나 자살 위험성이 높은 경우, 진단의 목적으로 입원이 필요한 경우, 급성으로 증상이 진행되는 경우, 지지 체계가 취약한 경우 등에는 입원치료가 필요하다.

(2) 약물 치료

한국형 우울장애 약물치료 지침서 2012

가장 먼저 항우울제 ± 항정신병제(정신병적 증상이 있는 경우)로 시작하는 것이 원칙이다. 이후로 효과가 없으면 항우울제를 교체하거나, 다른 항우울제와 병합하거나, 항정신병제를 추가 또는 교체한다. 환자의 증상과 심각도에 따라 전략은 조금씩 다르다. 정신병적 증상이 없어도 증상의 호전이 빨리 필요한 경우 항정신병제를 병합할 수 있다(자세한 내용은 약물치료 지침서 참고).

항우울제로 1차약으로는 SSRI(Fluoxetine, Fluvoxamine, Paroxetine, Sertraline, Escitalopram), SNRI(Duloxetine, Venlafaxine, Milnacipran), NaSSA(Mirtazapine), NDRI(Bupropion)가 많이 쓰인다. TCA는 이전에 많이 썼으나, 현재는 통증 · 불면 증상을 조절하기 위해 보조적으로 쓴다. 하지만, 멜랑콜리아 우울증의 경우에는 TCA를 1차약으로 쓰기

도 한다.
항우울제 간의 효과는 비슷하다고 되어 있기 때문에, 환자의 주 증상, 부작용, 약물 상호작용 등을 고려해서 처방하게 된다. 중요한 것은 4~6주 정도가 지나야 충분한 효과가 나타나고, 적어도 2~3주가 지나야 효과를 보이기 시작하는 경우가 많다는 점이다. 그러나 실제 임상에서는 입원 기간 등의 제약이 있기 때문에 이렇게까지 기다리기 어려운 경우가 있다. 이러한 경우에는 더 빠른 교체, 증량이 이루어지기도 한다.
유지치료의 경우, 6개월 혹은 이전 삽화 기간 중에서 가장 긴 기간만큼은 유지하라고 권유하고 있다. 재발성의 경우에는 그보다 더 오랜 기간 동안 유지치료를 해야 한다.

(3) 정신사회심리적 치료

인지치료는 부정적인 인지왜곡을 긍정적인 인지체계로 변경하는 것이고, 경도 내지 중등도의 우울증에서 약물치료와 비슷한 효과가 있다고 한다. 행동치료는 인지치료와 비슷한 효과가 있다고 하고, 인지행동치료를 같이 하는 경우가 많다. 대인관계치료는 의사소통 기술, 사회성 기술을 익히도록 하는 치료이다.

(4) 기타 치료

이외에도 계절성 우울증의 경우에는 광치료를 시행하고, 급성 · 난치성 우울증에서는 전기경련요법이 효과가 있다.

2. 양극성장애(Bipolar disorder)

1) 임상 양상 및 진단(Clinical features and Diagnosis)

병력, 정신상태검사를 통해 '조증 · 경조증 삽화'를 진단한다. 발병시점, 유발요인, 경과, 심각도, 일상 생활에 영향을 주는 정도를 알아보아야 한다. 조증의 선별 목적으로 여러 가지 척도를 사용할 수 있지만, DSM 기준에 따라 임상양상을 하나씩 확인하여 진단하는 경우가 많다.

DSM-5의 조증삽화 진단기준을 요약하면 다음과 같다.

첫째, 고양되거나 과대하거나 과민한 기분과 목표 지향적 행동이나 에너지가 증가되는 기간이 1주일 이상 지속된다.

둘째, 다음의 7가지 증상 중 적어도 세 가지 이상의 증상이 있다(첫 번째 진단기준에서 과민한 기분만 있다면 적어도 네 가지 이상을 만족해야 함).

① 팽창된 자존심이나 과대성, ② 수면 욕구의 감소, ③ 평소보다 말이 많거나 말을 계속하고 싶은 욕구, ④ 사고의 비약이나 생각이 줄달음치는 주관적인 경험, ⑤ 주의산만, ⑥ 목표지향적 행동의 증가 또는 정신운동초조, ⑦ 고통스러운 결과를 초래

할 가능성이 높은 쾌락적인 활동에 지나치게 몰두한다.

셋째, 이와 같은 기분 장애가 심해서 사회적 · 직업적 기능에 현저한 장해가 있거나, 자 · 타해 위험을 방지하기 위해 입원 필요하거나, 혹은 정신병적 증상이 있어야 한다. 넷째, 이 증상들은 물질이나 다른 신체질환에 의한 것이 아니다.

경조증 삽화의 진단 기준은 위와 비슷하나, 1주일이 아닌 4일이고, 세번째 항목처럼 심각하지는 않으나 분명한 변화이고 기능에 영향을 준다는 것 정도의 차이가 있다.

양극성장애의 진단

양극성장애 I 형 : 조증 삽화(우울 삽화는 없어도 무방함)

양극성장애 II 형 : 경조증 삽화+우울 삽화(경과 중에 조증 삽화가 발생하면 양극성장애 I형으로 진단함)

조증 · 경조증 삽화는 진단이 잘 안 되고 놓치는 경우가 많다. 조증 · 경조증 삽화에 대한 병식이 부족할 수 있고, 하나의 성격으로 생각하는 경우도 많으며, 조울증에 대한 편견 때문에 부인하는 경우도 있다. 양극성장애 II형과 B형 성격장애의 감별이 어려운 경우도 많다. 이에 담당 의사는 임상양상을 잘 알고 병력을 청취하면서 놓치지 않으려고 노력을 해야 한다.

2) 감별진단(Differential diagnosis)

조증 삽화와 조현병에서의 정신병적 증상을 감별하는 것이 어려울 때가 있다. 급성 치료의 경우 약물 선택에 큰 차이를 두지 않으므로 간과되는 경우도 있지만, 향후 예후와 유지 치료 등에는 중요하므로 감별하려는 노력이 중요하다.

유쾌한 기분, 기분의 전염성, 급성 발병, 빠른 언어, 활동성 증가, 기분장애의 가족력 등은 조현병보다는 조증 삽화를 더 시사한다. 또한 삽화적(episodic) 인지 여부가 중요한데, 조현병에서의 정신병적 증상도 약물 중단 등으로 인하여 역시 삽화적으로 보일 때가 있으므로 감별에 유의해야 한다. 기분 관련 증상은 호전되었으나, 지속적인 정신병적 증상이 관찰되는 경우 조현병일 가능성을 시사한다.

3) 치료(Treatment)

(1) 입원치료

자 · 타해 위협이 있는 경우, 진단적 목적으로 입원이 필요한 경우, 급성적으로 증상이 진행되는 경우, 지지체계가 취약할 경우, 정신병적 증상이 있는 경우 등에는 입원치료가 필요하다.

(2) 약물치료

한국형 양극성장애 약물치료 지침서 2010

주요 우울장애의 경우 우울증상을 호전시키는 것이 중요하지만, 양극성장애의 경우 우울증상의 관리뿐 아니라 조증도 예방해야 한다. 일차 치료약물은 다음과 같다(자세한 내용은 약물치료 지침서 참고).

- 양극성장애 조증 삽화 : Valproate/Lithium 혹은 비정형 항정신병 약물
- 양극성장애 우울 삽화
  - 경도 : Valproate/Lithium/Lamotrigine
  - 중등도~중증 : Valproate/Lithium+(비정형 항정신병 약물 and/or 항우울제)
  - 정신병적 증상 동반 : 비정형 항정신병 약물+(Valproate/Lithium and/or 항우울제)
  - 급속 순환형 : Valproate/Lithium+비정형 항정신병 약물 유지치료의 경우 단극성 우울증(주요우울장애)보다 더 길게 복용하는 경우가 많고, 부정 장기간 복용해야 하는 경우가 많으나, 병식 부족, 약물 부작용 등으로 인해 비순응이 일어나는 경우가 있다.

(3) 정신사회심리적 치료

우울장애와 마찬가지로 대인관계치료, 인지행동치료, 정신역동적 정신치료 모두에 적용될 수 있다. 가족 교육, 약물 규칙적 복용, 규칙적인 생활습관 교육이 중요하다.

III. 중독

1. 총론

뇌를 변화시키는 모든 물질에 의한 장애를 물질관련장애라고 하며 이와 같은 물질에는 크게 알코올과 기타 대표적인 물질로 카페인, 대마, 암페타민과 같은 자극제, 진정제, 환각제, 아편, 흡입제, 니코틴, 아나볼릭(anabolic) 스테로이드 등이 있다.

모든 중독은 발병과정, 임상양상 및 치료가 유사하며, 한 가지 중독에서 벗어나더라도 다른 중독으로 이행될 수 있다. 따라서 중독의 대상이 다를 뿐 기본적으로 모든 중독은 동일한 질환이라 볼 수 있다. 문화권이나 사회적인 상황에 따라 남용되는 물질이 다소의 차이는 있으나 쉽게 남용되는 약물은 신체 내로 쉽게 흡수되고 뇌에 잘 들어가며, 단백질 결합이 낮고, 약물학적인 활성도가 크고, 높은 경구 생이용

도(bioavailability)를 보이며, 반감기가 짧은 특징이 있다. 또 생물학적으로 알코올을 제외한 대부분의 남용 물질에서는 그들이 작용하는 특정 신경전달물질과 수용체가 밝혀지고 있다. 이들은 opioid, dopamine, GABA, serotonin 등으로서, 특히 이들 수용체의 물질에 따른 특이 반응이 있기는 하나 측중격핵(nucleus accumbens) 내의 세포에 대한 도파민 활성을 공통 경로로 하고 있다. 유전학적으로도 알코올 남용은 물론 물질 남용도 그 원인에 유전적 근거가 있음이 밝혀지고 있다.

중독에 이르는 과정은 물질의 약리학적인 특징에 따라 임상 양상이 차이는 있으나, 물질 사용에 따른 도취감이 어떤 단서를 매개로 양성 강화와 음성 강화를 거쳐 물질에 대해 점점 내성이 생기고, 남용과 의존 단계로 빠져들면 금단증상이 생겨 물질을 끊지 못하면서 반복적으로 계속 사용하고 싶은 갈망 상태에 있는 악순환을 반복하는 과정이다.

물질이 사람에게 미치는 영향은 신체적인 영향은 물론 중추신경계나 인지기능 등 정신적인 영향도 있기 때문에 중독자의 신체질환과 정신질환을 동시에 균형있게 다루어야 한다. 의학적인 모델 하에서 치료적 접근이 이루어져야 하는 이유가 여기에 있다.

2. 용어 정의

- 마약(narcotic)은 마약, 약물, 물질을 포함하는 총괄적 의미로 사용되고 있다. 약물은 일반의약품과 마약으로 규제되지 않는 알코올, 담배, 커피까지를 포함하는 의미이다.
- 물질 의존에는 행동 의존과 신체 의존 두 가지 개념이 포함되어 있다. 행동적인 의존에는 물질 추구 행동과 관련된 병적 사용 양상이 강조되며, 신체적인 의존은 물질을 여러 번 사용함에 따라 일어나는 신체적 · 생리적 효과를 의미한다. 진단상 신체적 의존은 내성과 금단으로 나타난다. 심리적 의존이란 우울감을 피하기 위해 물질 사용에 대한 간헐적 혹은 지속적인 갈망을 의미하며 습관성(habituation)이라고도 한다.
- 물질 남용은 물질의 비의학적인 사용이라 정의할 수 있다. 즉 약물이 갖고 있는 본래의 의학적 목적과는 관계없이 물질을 감정, 인식, 행동에 변화를 주고자 사용하는 것을 말한다.
- 물질 중독은 습관성과 중독성이 있는 물질의 사용에 대해 심한 집착을 보이고 해로운 결과가 예측되는 데도 불구하고 계속 사용하는 것을 의미한다.
- 공동의존(codependence)은 가족 일원 중의 약물사용이나 중독으로 인하여 다른 가족이 심하게 영향을 받는 행동 양상을 지칭하며, 중독을 병으로 받아들이지 못하며 약물 사용을 조장하거나 부인하게 된다.
- 이중 진단(dual diagnosis) 또는 공존 병리(comorbidity)라는 것은 물질 중독 환

자가 술 문제 이외에 다른 정신과적 문제를 가지고 있는 경우를 말하는데, 이 공존 병리가 물질 중독보다 선행된 경우도 있고 물질 중독 이후에 발생하게 되는 두 가지 경우가 있다. 물질 중독과 빈번히 공존하는 질환으로는 다른 약물 남용, 반사회적 인격 장애, 기분 장애, 불안 장애가 있다. 자살률도 일반 인구에 비해 상당히 높은 편이다.

3. 진단(Diagnosis)

DSM-5에서 물질관련장애는 물질사용장애와 물질유도성장애(중독, 금단 및 유발된 정신질환)가 있다. 〈표 9〉와 같이 물질에 따라 약리학적으로 조금씩 다르고 이에 따라 나타나는 임상 양상도 차이를 보이고 있으나, 중추신경계에 미치는 영향이나 중독과정은 흡사한 점이 더 많다.

진단은 신체증상이나 정신증상을 포함한 임상증상으로 하지만, 직접 소변 등에서 검사하여 물질 사용 유무를 확인할 수 있는데, 암페타민은 1~3일, 대마는 7일~4주, 코카인은 2~5일, 아편은 1~2일, PCP는 2~8일간 소변에서 검출된다.

표 9. 각 물질과 연관된 진단명

	물질 사용 장애	물질 중독	물질 금단	정신 병적 장애	양극성 장애	우울 장애	불안 장애	강박 및 관련 장애	수면 장애	성기능 부전	섬망	신경인지장애
알코올	X	X	X	중/금	중/금	중/금	중/금		중/금	중/금	중/금	중/금
카페인		X	X				중		중/금			
대마	X	X	X	중			중		중/금		중	중
환각제	X	X		중	중	중	중				중	
흡입제	X	X		중		중	중				중	중/지
아편양	X		X			중/금	금		중/금	중/금	중/금	
진정제	X	X	X	중/금	중/금	중/금	금		중/금	중/금	중/금	중/금/지
자극제	X	X	X	중	중/금	중/금	중/금	중/금	중/금	금	금	
니코틴	X		X						금			
기타	X	X	X	중/금	중/금	중/금	중/금	중/금	중/금	중/금	중/금	중/금/지

X : DSM-5에서 인정한 진단명
중 : '중독 중 발병'을 표기함
금 : '금단 중 발병'을 표기함
중/금 : '중독 중 발병' 또는 '금단 중 발병'을 표기함
지 : 지속성임

DSM-IV에 따르면 물질의존은 금단증상의 유무에 관계없이 내성이 존재하는가에 중점을 두는데, 이러한 경우를 심리적 의존이라고 하며 이러한 경우에는 좀더 심한 임상 경과를 겪게 된다. 물질 남용이나 의존의 임상적 진단은, 물질 사용과 연관된 어려움의 형태와 관련하여 진단한다. 또한 진단은 물질의 양이 아닌 물질 사용의 빈도와 관련이 있다. 그래서 일상생활의 문제가 물질 남용과 연관이 있다는 증거가 중요하다.

4. 치료(Treatment)

모든 물질 중독은 조기에 개입해야 하지만 물질중독자들은 물질 사용 사실을 아예 부정하거나, 축소하거나, 다른 탓으로 돌리는 방어 기전을 많이 사용하므로 이 문제부터 해결해야 한다.

물질 관련 장애를 가진 사람들 중 일부는 나이가 들면서 치료 없이 회복하기도 한다. 니코틴 중독처럼 덜 심한 장애는 단기개입만으로도 효과적인 경우가 많다. 이런 단기개입은 환경을 변화시키거나 물질이 유발한 뇌의 변화를 교정시키거나 새로운 기술을 제공하지 않으므로, 환자의 동기가 약물 사용 행동에 가장 큰 영향을 주는 것으로 생각된다. 단기개입에 반응이 없거나 의존도가 심한 환자들은 다양한 치료적 개입이 필요하다. 가장 좋은 치료 프로그램은 자세한 평가 후에 개별 환자의 필요에 맞춘 특정 방법과 원리를 조합한 치료이다.

5. 알코올 관련장애

1) 임상양상(Clinical features)

알코올 관련장애는 알코올 사용장애와 알코올 유도성장애(알코올 중독, 알코올 금단, 알코올 유도성정신질환 : 정신병적장애, 양극성장애, 우울장애, 불안장애, 강박 및 관련 장애, 수면장애, 성기능부전, 섬망, 신경인지장애)로 나뉜다.

알코올 섭취에 의한 효과는 체중당 섭취된 알코올의 양에 따라 부분적으로 달라진다. 혈중 알코올의 농도는 밀리그램/데시리터 혹은 그램/데시리터(예, 100 밀리그램/데시리터 혹은 0.10 그램/데시리터)로 나타낸다. 한두 잔의 전형적인 섭취에 의해서는 혈중 농도가 0.02%에서 0.03% 정도가 된다. 음주에 의한 혈중농도가 행동에 미치는 영향을 보면, 혈중 알코올 농도 0.05%에서는 사고와 판단이 영향 받고, 0.1%에서는 수의 운동 조화가 깨지고 법적 중독상태이며, 0.2%에서는 전체운동영역이 저하되고, 0.3%에서는 혼돈과 혼미가 오며, 0.4~0.5%에서는 혼수가 오고, 0.5% 이상에서는 호흡억제에 따라 사망한다.

대략적으로 맥주 340 밀리리터(12 온스), 와인 115 밀리리터(4 온스), 80-표준도수 음료 43 밀리리터(1.5 온스)는 10 그램의 에탄올은 포함한다. 86-표준도수 음료

0.5 리터(1 파인트)는 160 그램의 에탄올을 포함하고 포도주 1 리터는 80 그램의 에탄올을 포함한다. 알코올 음료에 포함되는 다른 종류의 협동 작용물도 과음 시 신체적인 손상을 줄 수도 있으며 이러한 종류에 속하는 것으로는 저분자 알코올(예를 들면, 메탄올과 부탄올), 알데히드, 에스터, 히스타민, 페놀, 타닌, 철, 납, 코발트가 있다.

과음은 또한 식사 부족으로 포타슘, 마그네슘, 칼슘, 아연, 인의 결핍을 초래하며, 음주 시나 금단 시에 산-염기 불균형을 초래한다. 식사를 하지 않고 과음을 할 경우에 에탄올이 글루코스 생성에 급성으로 영향을 주어 6시간에서 36시간 사이에 일시적인 저혈당을 초래한다. 이 때문에 알코올 중독자가 2주에서 4주 동안 금주할 경우 글루코스 내성을 일으킬 수 있다. 식사 불량과 반복되는 구토에 의해 유발되는 알코올성 케토산증이 당뇨성 케토산증으로 오진되어서는 안 된다. 알코올성 케토산증의 경우에는 혈중 당의 증가는 적고 혈중 케톤은 증가하나, 음이온이 크고 혈중 젖산의 증가는 약하거나 보통 정도 증가하며, β-수산화부티레이트/젖산 비는 2:1에서 9:1 정도(정상치는 1:1)이다.

여성은 남성과 달리 알코올을 서서히 대사하기 때문에 특히 위험한데, 알코올디하이드로지네이스 농도가 낮고, 신체 지방률이 높고, 신체 수분율은 낮아 결과적으로 높은 혈중 알코올 농도를 보이기 때문이다. 임신한 여성이 지속적으로 음주하는 경우 소뇌(microcephaly), 낮은 지능, 상 · 하지와 심장의 이상, 두개 및 안면 이상, 정신지체 등을 야기할 수 있다.

알코올이 중추신경계에 미치는 영향 및 중독 과정은 다음과 같다. 처음에 음주자의 35%는 술을 마신 저녁에 대해 기억을 못하거나 부분적으로 기억하게 되는 일시적인 선행 기억상실의 에피소드인 일시적 기억상실(blackout)을 경험하게 된다. 뿐만 아니라 수면 단계의 변화와 깊은 수면의 부족을 유발하여 수면 패턴을 깨뜨린다. 동시에 알코올로 인해 수면 초기의 급속 안구 운동수면(REM), 즉 꿈 수면이 약화되어서, 수면 후기에 생생하고 수면을 방해하는 꿈을 꾸게 된다. 마지막으로 알코올은 인두의 근육을 이완시켜 코를 골게 하거나 수면 무호흡을 악화시킬 수 있으며 수면 무호흡은 60세 이상의 남자 알코올 중독자의 75%에서 볼 수 있다.

대부분의 음주자에서 알코올의 급성 효과와 관련된 또 다른 문제는 판단력, 균형 및 운동협응 능력의 손상으로 사고의 빈도가 높고 이들 가운데 적어도 반에서 물질과 관련된다. 신경계에 대한 효과로 에탄올을 과량, 만성적으로 마실 경우에 티아민 결핍과 관련된 말초 신경병증이 5~15%에서 생긴다. 환자들은 양쪽 상 · 하지의 저린 감각, 따끔거림, 이상 감각을 호소하며 이런 증상들은 근위부보다 말단부에서 보다 분명한데, 치료는 금주와 티아민 공급이다.

안구진탕, 안마비, 조화운동불능, 그리고 뇌병증이 나타나는 베르니케 증후군과 알코올-유도 지속적 기억상실 장애인 코르사코프 증후군은 유전적 트랜스케톨레이스(transketolase) 결핍과 관련되며, 취약한 개인에게서 티아민 결핍의 결과로 생긴다. 코르사코프 증후군에서 심하고 지속되는 전향 기억상실(새로운 것을 배우는 능력의 손상)과 좀더 경한 후향 기억상실을 볼 수 있다. 추가적인 증상으로서, 정상적인 지능에도 불구하고 시공간적이며 추상적이고 개념적인 추론의 장애를 보인다. 어떤 환자들은 베르니케 증후군에서 관찰되는 신경학적인 징후(예, 6번 신경의 마비와 조화운동불능)와 관련되어 코르사코프 증후군이 급성으로 발현하는 반면에 다른 환자들은 좀 더 점진적인 발현을 보인다.

알코올 중독자의 1% 정도에서 소뇌 퇴행이 생기며 이것은 점점 불안정해지는 자세와 걸음걸이를 나타내는 증후군으로 경한 안구진탕이 종종 동반된다. 소뇌 벌레(cerebellar vermis)의 위축은 뇌 컴퓨터 단층촬영과 자기 공명 영상에서 확인할 수 있지만 뇌척수액은 정상적이다. 치료는 금주와 다양한 비타민 제제의 공급이나, 호전은 종종 미미하다.

알코올 중독자는 다량의 알코올을 한꺼번에 마신 후에 수주에서 수개월에 걸쳐서 최근 기억과 장기간 기억에서 심한 인지적인 문제와 손상을 보인다. 가역적 변화인 뇌실과 뇌 고랑의 확장이 만성 알코올 중독자에게서 보이지만, 금주 후 1년이 지나면 정상적으로 된다.

최종적으로, 심한 음주 기간이나 금단 기간 동안에는 거의 모든 정신과적 증상이 일어날 수 있다. 심한 알코올 중독자의 40%에서는 알코올로 인한 기분 장애로 분류되어 있는 과도한 애도가 며칠 또는 몇 주간 나타나며, 10~30%의 알코올 중독자에게서 주로 금단 기단 동안에 시작되어 몇 개월간 지속되는 중증 불안이 나타날 수 있으며, 1~10%에서는 다른 금단 증상 없이 환청과 피해망상을 보일 수 있다. 모든 종류의 알코올 유도성 정신장애의 치료는 금주와 지지 치료이며 며칠이나 6주 이내에 완치된다. 정신과적인 증상을 보이는 환자에게서 알코올 섭취의 기왕력은 반드시 고려되어야 한다.

알코올 금단 증후군은 일단 뇌가 많은 양의 알코올에 반복적으로 노출되었을 경우 갑자기 알코올 섭취를 중단하면 금단 증상이 생길 수 있는데, 중독 상태의 증상과 반대이다. 손의 진전, 초조와 불안, 맥박, 호흡수 그리고 체온의 상승과 같은 자율신경계의 과활성, 불면, 악몽과 동반되거나 소화기계의 불편감이 있다.

금단 증상은 에탄올 섭취를 줄인 후 5시간에서 10시간 이내에 일반적으로 발생하며 2~3일 째에 가장 악화되고 4~5일 째에 호전된다. 불안, 불면 그리고 경도의 자율신경계 기능 이상은 6개월간 지속되거나 다시 음주를 하게 하는 지속적인 금주 증후군으로써 더 연장되기도 한다. 알코올 중독자의 2~5%는 살면서 몇 차례 금단 발작인 럼발작(rum fits)을 경험한다. 일반적으로 금주 후 48시간 이내에 경험하게 된다. 일반적으로 국소 병변을 가지고 있지 않다면 전신적이며 뇌파 이상도 경하고 보통 수일 내에 정상으로 돌아온다.

진전 섬망(delirium tremens)이라는 용어는 진전, 심한 초조, 자율신경계의 과활동, 즉 맥박, 혈압, 호흡의 증가가 동반되는 섬망을 일컫는다. 다행히 진전섬망은 드물어서 알코올 의존 환자의 5~10%만이 진전 섬망을 경험한다. 한 번의 금단 동안 진전 섬망이 있을 확률은 1% 미만이나 만일 금단 발작이 있거나, 공존하는 심각한 내과적 질환이 있거나 또는 기존의 뇌 손상의 증거가 있는 환자에게서는 더 잘 발생한다. 만일 이미 가지고 있는 내과적인 문제들이 밝혀지고 치료가 된다면 진전 섬망은 피할 수 있다.

2) 진단 및 평가(Diagnosis and Assessment)

DSM-5에 따르면 알코올 사용장애는 지난 12개월 동안 알코올과 관련된 행동문제 및 기능장애 항목 11가지 중 최소 2개 이상에 해당될 때 진단할 수 있다. 이러한 항목에는 알코올 내성이나 금단 증상이 있음, 시작할 때보다 많은 양의 술을 오랜 시간 동안 마시게 됨, 술을 조절할 수 없음, 알코올 사용과 연관하여 아주 많은 시간을 보내게 됨, 음주하기 위해서 중요한 일을 하지 못하게 됨, 신체적 · 심리적인 결과에도 불구하고 음주를 계속하게 됨 등이 포함된다. 진단은 음주량이 아닌 알코올 사용의 빈도와 관련이 있다. 그래서 알코올 사용장애를 평가할 때, 생활의 문제가 알코올이나 다른 물질 남용과 연관이 있다는 증거가 중요하다. 결혼 생활이나 직업문제, 법적인 문제, 사고력, 내과적인 문제, 내성의 증거 등은 알코올 중독이 아닌 사람들을 평가할 때도 반드시 고려되어야 한다. 그래서 알코올과 연관된 증상과 징후의 기술은 물론 AUDIT(Alcohol Use Disorder Identification Test)와 같은 선별검사와 함께, 간기능검사, Carbohydrate-deficient transferrin 등을 시행할 것을 권고한다.

만성적인 알코올 사용 여부를 간접적으로 확인할 수 있는 생물학적 표지자(biological markers)에는 다음과 같은 것들이 있다.

- 간기능검사(Liver function test)
  - Alanine aminotransferase(ALT)
  - Aspartate aminotransferase(AST)
  - Serum gamma-glutamyl transferase(GGT)
- Carbohydrate-deficient transferrin(CDT)
- High-density lipoprotein cholesterol(HDL)
- Mean corpuscular volume(MCV)
- Uric acid

간효소 중 하나인 GGT의 혈중 농도는 현재 활용할 수 있는 생물학적 표지자 중 알코올 사용장애 평가에 민감도와 특이도가 높은 표지자 중 하나이다. 일차 의료기관에 있는 알코올 의존 환자의 약 30%에서 증가되어 있으며, 알코올 전문병동에 입원해 있는 알코올 사용장애 환자의 경우 50~100%에서 이상 소견을 보이기도 한다. 그러나 여성 혹은 청소년의 경우에는 남성에 비해 덜 상승하는 경향이 있다. 또한 혈중 GGT는 비만, 폐쇄성 간질환 등에서도 흔히 증가하기 때문에 결과 해석에 주의를 요한다. Carbohydrate-deficient transferrin(CDT)는 GGT와 유사한 특이도를 나타낸다. 알코올 의존환자의 경우 외래에서 환자의 단주 상태를 판단할 때 전적으로 신뢰하기는 어렵지만 GGT의 수치를 F/U하는 것이 도움이 될 수 있다.

AUDIT와 같은 설문 도구가 높은 민감도와 특이도로 선별해 내기 때문에, 생물학적 표지자를 일차적으로 이용하지 않으며, 설문 검사의 보조적인 수단으로 활용하는 것이 바람직하다. 그러나, 이것은 단지 선별 검사일 뿐이며 진지하게 환자를 직접 만나서 면담하는 것이 정확한 진단을 위해서 반드시 필요하다. 간단한 CAGE 검사도 진단에 도움이 될 수 있다.

3) 치료(Treatment)

(1) 단기개입

알코올 사용장애 환자가 아닌 위험 음주자에게는 단기개입이 적절하다. 단기개입이란 위험 수준의 음주 행태를 감소시키고 이로 인한 알코올 유발 질환의 위험성을 낮추기 위한 선별과 평가, 정보 제공, 의학적 충고 등을 포함한다. 이는 과도한 음주에 의한 폐해 경험 유무와는 상관없이 현재의 위험 음주 행태를 완화시키기 위한 중요한 방법으로 알려져 있다. 단기개입은 일차 의료 현장에서 비용-효과성이 높은 개입방법이다.

단기개입의 주요 대상은 적정 음주량을 초과해서 음주하는 사람(일반적으로 AUDIT와 같은 선별검사 혹은 임상적 병력 조사로 확인됨)과 음주와 연관된 문제로 치료에 의뢰되었으나, 진단적 평가 결과 알코올 사용장애가 아닌 것으로 판정된 사람에게 시행할 수 있다.

단기개입은 5~30분 이내의 제한된 시간 이내에서 수행된다. 흔히 동기 부여 면담이나 상담 기법이 활용된다. 일부 환자들은 선별 검사를 통해 위험 음주자로 판별되었다고 하였지만 변화의 동기가 없을 수 있다. 이 경우 단기개입을 통해 적절한 충고와 정보를 제공해 줌으로써 과도한 음주를 지속할 경우 발생할 수 있는 잠재적인 위험성을 전달해 주게 된다. 이러한 단기개입은 응급실, 자문진료, 공존질환으로 중독질환을 가진 경우 시행할 수 있다. 단기개입 방법으로는 FLAGS, FRAMES, 5A와 같은 구조화된 방법이 있다. 대표적인 FLAGS는 Feedback, Listen, Advice, Goals와 Strategies(되먹임, 경청, 충고, 목표, 전략)의 5가지 요소로 구성되어 있다. 그중 가장 중요한 요소는 되먹임(Feedback)과 충고(Advice)이다.

(2) 해독치료 및 금단치료

해독치료 및 금단치료에서 현실적인 목표는 폭음과 규칙적인 음주 중단, 금단 증상의 완화, 생명을 위협할 수 있는 경련, 섬망, 베르니케 뇌병증 등의 심각한 금단 합병증을 예방, 이후 지속적 치료와의 연계 등이다.

알코올 금단 환자를 입원시킬 것인지, 외래에서 치료할 것인지는 증상의 심각도뿐만 아니라 각각의 치료 방법에 따른 득실을 평가하여 결정하여야 한다. 이때 고려해

49

야 할 사항은 다음과 같다.

① 발작, 섬망, 환각 등 알코올 금단과 합병증의 발생 가능성
② 기타 물질의 사용 : 벤조디아제핀, 정신자극제, 마약류 등 기타 약물을 심하게 사용하는 환자들의 경우 합병증 발생 위험이 높다.
③ 동반되는 신체 혹은 정신과 질환 : 심각한 동반 질환이 해결될 때까지 입원이 필요할 수 있다.
④ 안정적인 환경의 제공 가능성
⑤ 이전 금단 치료 결과 : 외래 치료의 지속적인 실패는 입원 치료의 적응증이 된다.
⑥ 환자의 선호도와 자원 활용 가능성

중등도 또는 심각한 금단 증상을 치료하지 않으면 섬망, 경련 등의 금단 합병증 발생 위험성이 높다. 모든 금단 환자 혹은 금단 위험성이 있는 환자의 의식 수준을 포함한 신체 징후를 주기적으로 관찰하여야 한다. 척도를 이용하면 알코올 금단의 심각도를 평가하고 향후 치료 방향을 계획하고 치료자 간의 객관적인 의사소통을 하는 데 도움이 된다.

금단 평가 척도로 Clinical Institute Withdrawal Assessment for Alcoholism(CIWA)가 흔히 사용된다. CIWA를 이용한 Symptom-Triggered Therapy(STT)를 수행 시, 금단 척도에 의한 점수는 환자의 상태에 따라 항상 변할 수 있기 때문에, 약물 투여를 결정하기 직전마다 척도 평가를 하여야 한다.

알코올 금단 환자는 심리적 스트레스에 취약하기 때문에 치료 환경은 조용한 것이 좋다. 환자를 자극하거나 위협하지 않아야 하고, 알코올이나 기타 약물을 쉽게 얻을 수 없도록 해야 한다. 불안을 감소시키기 위한 일련의 전략들이 사용되어야 하며, 특히 금단 섬망 혹은 환각을 겪는 환자들에게 중요하다. 그런 전략들은 다음과 같다.

① 위협적이지 않고 안정적인 태도를 보인다.
② 모든 치료 개입에 대하여 명확하게 설명한다.
③ 느리고 친근하게 대화한다.
④ 대화 중 눈맞춤을 유지한다.
⑤ 직면이나 논쟁은 피한다.
⑥ 현실감과 지남력에 대해서 반복 검사하고, 필요하다면 다시 알려준다.
⑦ 비현실적 환상이나 환각이 금단 증상일 수 있으며 이로 인해 불안할 수 있음을 설명해 준다.
⑧ 야간의 지각 오류나 불안 증가, 정신병적 증상 감소를 위해 불을 켜둔다.

알코올 사용장애 환자에게 thiamine 결핍은 흔하다. 따라서 금단을 보이는 모든 환자에게 thiamine 공급을 권장한다. 영양 상태가 불량할 때에는 경구 thiamine의 장

흡수가 느리거나 불완전할 수 있다. 이런 경우에는 비경구 투여가 필요하다. 포도당과 같은 탄수화물은 말초 조직으로의 thiamine 흡수를 촉진시키기 때문에 상대적인 thiamine 결핍 상태를 유발할 수 있다. 따라서 탄수화물 투여 전에 thiamine을 공급해야 한다. 만성적으로 음주를 지속하는 환자에게는 thiamine 공급은 지속적으로 하는 것이 장기적으로 기억장애 발생 예방에 도움이 된다. 예방적으로 thiamine을 공급하는 경우 하루 100~300 mg을 투여하고, 금단 증상이 안정되고 정상적인 식사를 하게 되면 이후 2~3개월간 유지하는 것이 좋다.

알코올 금단 치료에는 benzodiazepine을 사용한다. 알코올 금단을 위해서 다양한 종류의 benzodiazepine이 사용된다. 일반적으로는 발작 예방에 특히 중요하므로 작용 시간이 빠르고 오래 작용하는 benzodiazepine이 추천된다. Diazepam과 chlordiazepoxide는 시작 효과가 빠르고 작용시간이 길어서 널리 사용된다. 그러나 특정 임상 상황에서는 금단 치료 약물의 작용시간이 길면 문제가 될 수 있다. 진정 시간이 길지 않아야 하는 상황들, 예를 들면 고령, 최근의 두부 외상, 간부전, 호흡부전, 기타 심각한 내과 질환이 있거나 고도 비만 환자에게서는 작용 시간이 중간 정도인 lorazepam, oxazepam 등을 선택해야 한다.

Benzodiazepine은 반동증상과 의존을 일으킬 수 있기 때문에 금단 증상 소실 후 단기간 사용 후 감량하여 중단할 것을 권고하고 있다. 과거에 심한 금단 병력이 있어서, 합병증을 동반한 심한 금단 환자에게는 부하요법(loading dose therapy), 즉 알코올 금단 초기에 고용량의 benzodiazepine을 투여하는 방법을 시행한다. Lorazepam 하루 초기 용량을 6~8 mg으로 시작하여 최대 20 mg까지 사용할 수 있다. 첫날 금단증상을 경감시키기에 충분한 용량을 투여하고 그 후 3~5일에 걸쳐서 점차적으로 20%씩 용량을 감소한다. 그러나 투여는 유동적으로 하며, 만일 감량 도중 금단 증상이 심해진다면 용량을 증가시키고 기립성 저혈압이나 졸음이 증가한다면 약물을 끊도록 한다. 알코올 금단 경련은 benzodiazepine으로 예방할 수 있다. 효과가 빠른 benzodiazepine(diazepam, lorazepam)이 적절하다. Diazepam의 작용시간이 길기 때문에 대부분의 경우에서 선호된다. 그러나 작용 시간이 비교적 짧은 lorazepam은 경련의 진단이 뚜렷하지 않을 때(예, 두부 외상이 의심되는 경우)나 심한 간 기능 장애가 있을 때 추천된다. Carbamazepine은 금단으로 인한 경련 예방에 효과가 있지만, 금단 중에 재경련 방지 효과가 거의 없다. 알코올 금단 경련의 예방을 위해 benzodiazepine에 항경련제를 병합하는 것은 큰 효과가 없다.

알코올 금단 섬망의 합병증과 동반된 신체 질환을 평가하기 위하여 철저한 의학적 평가가 필요하다. 맥박, 혈압, 체온과 같은 활력 징후는 자주 측정해야 한다. 조용하고 자극이 최소인 상태에서 치료해야 한다. 적절한 햇빛과 지남력을 위한 외부 단서(시계나 달력)가 지남력 장애를 줄일 수 있다. 알코올 금단 섬망 환자에게 수액과 영양 공급, thiamine 공급이 이루어져야 한다. 탈수는 정맥을 통한 수액공급으로 교정한다. 전해질 불균형도 교정한다. 특히 hypomagnesemia는 알코올 금단 섬망에서 종종 보고되며 magnesium 공급은 신경, 근육의 활동성과 초조함을 줄여준다. 수액의 섭취와 배설을 측정해야 한다.

(3) 약물치료

약물치료는 해독을 마친 모든 알코올 사용장애 환자들에게서 고려되어야 한다. 약물치료는 정신사회적 지지와 함께 퇴원 후 치료계획에서 핵심적이다. 약물치료가 단주 기간을 늘려줄 수 있으며 그 기간 동안 환자는 단주를 유지하거나 음주량을 줄이는 것을 배울 수 있다.

대표적인 약물은 naltrexone과 acamprosate로 알코올 사용을 감소시키고 알코올 의존의 핵심적인 증상들을 줄이는 데에 유용하다.

Naltrexone은 알코올의 보상 효과를 낮추며, 갈망을 줄이고, 재발이 일어났을 때 음주량과 빈도를 감소시킨다. Naltrexone은 장기간 지속되는 약물이며 치료시작 후에는 아편유사제의 효과를 차단한다. Naltrexone은 아편유사제 진통제의 사용이 필요한 상황(수술 예정인 환자)에서 48~72시간 전에 사용을 중지해야 한다.

Naltrexone은 알코올의 흡수와 대사를 변화시키지 않는 것으로 보이나, 어떤 환자들은 naltrexone을 복용하는 동안 음주하면 구역을 호소하기도 한다. Naltrexone을 간독성이 있는 약물과 함께 복용할 때에는 주의를 기울여야 한다. 대개 마지막 음주 3~7일후 투여하도록 권고하는데, 이는 투약 전 급성 금단증상을 해소해야 함을 의미한다. 하지만 acamprosate와 마찬가지로 아직 음주를 하고 있거나 금단 증상의 치료 중이라도 naltrexone을 시작하여도 안전하다. 다만, 이 경우 임상적 진찰과 간기능 검사를 통해 간부전 여부를 평가해야 한다.

Naltrexone을 투여할 경우, 약물이 어떻게 작용하는지, 어떤 부작용(구역, 두통, 현훈 등)이 있는지 등에 대해 환자에게 교육한다. 조기 탈락이 흔하므로, 일주일 이내에 추적 방문할 것에 대해 약속을 정한다. 용량은 1~3일 정도 25 mg을 투여한 뒤 50 mg으로 증량하며, 아침 식후 즉시, 또는 아침, 저녁 분복하는 것이 부작용 가능성을 낮출 수 있다. Naltrexone은 일부에서 도박 중독 등의 행위 중독의 약물 치료법으로도 사용되는데, 이 효과에 대해서는 추가적인 연구가 필요하다.

알코올 사용장애 환자의 가장 적절한 유지치료기간은 아직 알려져 있지 않다. 보통의 치료기간은 최소한 3~6개월이지만, 부작용, 재발의 과거력, 사회적 · 가족적 환경 및 기타 개인적인 요소 등을 고려하여 사례별로 결정되어야 한다. 또한 치료를 시작한 후 4~6주간 음주가 지속된다면 중지하여야 한다. 첫 6개월 동안은 약을 처방하며 매달 외래진료를 하고, 그 이후로도 치료가 지속된다면 가끔 더 추적할 수 있지만 정기적으로 진료를 해야 한다.

Acamprosate의 복용은 환자가 마지막으로 술을 마신 3~7일 후, 그리고 모든 급성 금단 증상이 해소된 후에 시작한다. Acamprosate의 90%는 신장으로 배설되기 때문에 신장기능 검사도 포함되어야 한다(creatinine과 전해질 등). 평가가 완료되면, 환자와 치료 목표 및 계획에 대해 논의한다. Acamprosate 용량은 환자 몸무게가 60 kg 이하가 아닌 경우, 1,998 mg(666 mg씩 하루 3회 복용)으로 하며, 60 kg 이하인 경우 1/3 정도 감량할 수 있다.

(4) 재활치료

알코올 재활 프로그램이 끝나면 중등도의 알코올 중독자들은 60% 또는 그 이상에서 최소한 일 년 이상 금주를 유지하며 많은 수는 일생에 걸쳐 단주를 한다. 치료 시도는 다른 만성질환(고혈압이나 당뇨병)에서와 마찬가지로 주로 상식적인 지침들이며, 치료 개입은 간단한 것이 가장 좋다.

재활 요법에는 일반적으로 세 개의 범주가 있다. 첫째는 환자들이 금주에 대한 높은 동기를 가지며 유지할 수 있도록 도와주는 것이다. 이에는 알코올 중독에 대하여 환자에게 교육시키는 것, 환자 가족과 친구들에게 알코올로 인해 생기는 문제들에서 환자를 더 이상 보호해주지 말도록 교육시키는 것이 있다. 둘째는 환자가 술 없이도 인생에 재적응할 수 있도록 돕고 개인적 상담, 직업 재활, 익명의 알코올 중독자 모임과 같은 자조 그룹을 통해서 자신의 생활 방식을 재확립할 수 있도록 돕는 것이다. 셋째는 재발 방지라고 불리는데, 다시 음주할 가능성이 높은 상황을 인지하고 그러한 위험을 다루는 방법을 확립하는 것 그리고 다시 음주하였을 경우 단주할 계기를 증가시키는 전략을 발달시키는 것이다.

IV. 치매

치매는 후천적으로 기억, 언어, 판단력 등 여러 영역의 인지기능이 떨어져서 일상생활을 제대로 수행하지 못하는 임상 증후군을 지칭한다. 치매는 여러 가지 원인 질환들로 발생하며 예전의 지적 기능에 비하여 인지기능이 떨어진다는 점에서 지적 장애(intellectual disability)와 구별되고 증상의 기복이 없이 지속된다는 점에서 섬망(delirium)과 구별된다.

인기지능 저하의 기준점이 되는 기저 인지기능(baseline cognitive function)은 개인에 따라 모두 다른데, 이를 유추하기 위해 환자의 학력, 성별, 직업력 등을 참고한다. 치매 증상이 발현된 지 오래된 환자나 증상이 심할 경우에는 면담만으로 인지기능 저하가 치매 수준에 합당한지 알 수 있지만 증상이 경할 경우 정밀한 평가가 필요하다. 치매 진단에서 중요한 두 가지는 1) 인지기능의 장애가 있는 영역과 그 정도 2) 일상생활 장애 여부를 확인하는 것으로 각각을 평가할 수 있는 도구를 함께 사용하거나 혹은 이를 동시에 평가할 수 있는 도구를 선택하여야 한다.

1. 인지영역(Cognitive domain)

정신질환의 통계 및 편람 제5판(Diagnostic and Statistical Manual of Mental Disorders, 5th edition, DSM-5)에서는 인지영역을 6가지 영역으로 구분하였으며, 다음과 같은 증상이 관찰될 경우 해당 인지영역의 이상이 있음을 시사한다.

표 10. 인지영역의 이상증상

인지영역	증상의 예
복합주의력 (Complex attention)	자극이 많은 환경에서 일을 수행하는 데 어려움을 겪는다. 이전에 수행하던 일을 하는 데 시간이 오래 걸린다.
실행기능 (Executive function)	복잡한 일을 피한다. 한 번에 한 가지 일만 가능하다. 일상 생활과 의사 결정 등에서 다른 사람에 의지해야 한다.
학습 및 기억 (Learning and memory)	같은 말을 반복한다. 상점에서 구매할 목록을 잊어버리며, 도구에 의지해야 한다.
언어 (Language)	말을 이해하거나 표현하는 데 어려움이 따른다. 단어 등이 생각나지 않아서 몸짓으로 표현하기도 한다.
지각-운동 (Perceptual-motor)	이전에 익숙하게 하던 행동(도구를 사용하거나 운전 등)들을 수행하는 데 어려움을 보인다. 익숙한 환경에서 길을 찾는 데 어려움을 겪는다.
사회인지 (Social cognition)	사회적으로 허용되지 않는 행동들을 한다. 한 가지 주제만 이야기하거나, 성적이고 공격적인 말을 하는 등 다른 사람을 배려하지 않는다.

2. 인지기능 검사(Cognitive battery)

인지기능 저하는 환자의 병력을 통해서 확인할 수 있지만, 추가적인 인지기능 검사를 통해서 실제로 저하되어 있는지 여부를 확인할 수 있으며, 어떠한 인지 영역이 어느 정도 저하를 보이는지 평가할 수 있다.

주요 대학병원 치매 클리닉에서는 기본적으로 치매 진단평가 도구로 CERAD-K(The Korean Version of the Consortium to Establish a Registry for Alzheimer's Disease)를 사용하고 있다. 하지만 짧은 시간 안에 환자의 인지기능을 간단히 평가할 수 있는 방법도 있다. 때문에, 여기서는 전공의들이 면담실에서 인지기능 저하가 의심되는 영역을 평가할 수 있는 간단한 검사 몇 가지를 소개하고자 한다. 물론 간단한 검사에서 이상이 발견된다면, CERAD-K와 같이 더 포괄적인 검사를 시행하는 것이 정확한 진단을 위해서 도움이 되겠다.

1) 전반적 인지기능(Global cognitive function)

간이정신상태검사(MMSE, Mini-Mental State Examination)는 전체 인지 영역을

짧은 시간 동안 평가할 수 있는 도구로 선별도구로 주로 이용된다. 전체 점수의 저하도 의미가 있지만 세부 검사 중 점수를 얻지 못한 항목이 무엇인지도 유용하게 사용할 수 있다. 하지만 지남력(orientation)의 비중이 높고 고학력자에서는 인지기능 저하가 평가되지 않을 수 있어 치매에 대한 특이도가 낮아 치매 진단을 위해서는 추가적인 평가가 필요하다.

2) 주의집중력(Attention)

주의집중력을 평가할 수 있는 간단한 방법으로는 숫자나 글자를 거꾸로 말하도록 하는 방법(digit sequences backward) 혹은 간단한 숫자 계산 등이 있다. 저학력자의 경우 100에서 7을 계속해서 빼는 검사의 경우 어려움을 겪을 수 있는데, 이럴 때는 20에서 3을 계속해서 빼거나, 20에서 거꾸로 하나씩 빼도록 하는 방법을 사용할 수 있다.

3) 기억력(Memory)

기억력 평가에는 회상(recall)과 재인(recognition) 개념에 대한 구분이 필요하다. 회상은 단서를 주지 않고 이전 일을 기억하도록 하는 데 반해, 재인은 보기를 주고 그 중에서 고르도록 한다. 해당 개념이 중요한 이유는 알츠하이머병이나 전측두엽 치매에서는 회상과 재인이 모두 저하되는 데 반해, 우울증으로 인한 인지기능 저하의 경우 회상은 이상이 있으나 재인은 정상으로 감별진단에 도움이 될 수 있다.

면담실에서 간단히 검사할 수 있는 방법으로는 간이정신상태검사(MMSE)에서 사용하는 세 단어 회상(3-word recall)이 있는데, '나무-자동차-모자'를 기억하도록 하고 간단한 계산 문제를 시행 후 회상 가능한 단어 수를 측정하면 된다. 이때 검사에 사용하는 세 단어는 평가자만의 단어 세트를 미리 만들어 두었다가 평가에 사용해도 무방하다. 간이블레스트검사(SBT-K)에서는 간단한 주소인 '서울시/명동/14번지/한/철수'를 기억하도록 한 뒤 이후 회상이 가능한지 평가하는 방법이 사용되기도 한다.

4) 실행기능(Executive function)

위스콘신 카드분류검사(Wisconsin Card Sorting Test), 범주검사(Category Test) 등은 문제해결 능력을 평가할 수 있는 검사들이며, 심적 갖춤새(mental set)의 억제 혹은 전환을 검사하는 선로 잇기 검사(Trail Making Test Part B), 스트룹 검사(Stroop Test), 전두엽 평가 배터리(frontal assessment battery) 등이 실행기능 검사에 사용된다. 속담풀이 판단능력 확인 등도 실행기능을 검사하는 데 사용할 수 있지만, 다른 인지기능 저하에도 영향을 받을 수 있어서 특이성이 낮다.

5) 시공간 능력(Visuospatial functioning)

시공간 능력은 특정 부호나 물건(시계, 십자가, 정육면체, 오각형 등)을 보여주고 그려보도록 함으로써 확인할 수 있다. 또한 집이나 자전거 등 가상의 물건을 그려보도록 하는 것도 간단히 면담실에서 할 수 있는 검사이다.

6) 언어(Language)

먼저 표현성 언어 장애(expressive language disturbance)를 확인하는 데에는 다음과 같은 방법이 있다. 사물의 이름을 생각해 내지 못하는 명의실어증(dysnomia)을 확인하기 위해 간단히 펜이나, 시계 등의 물건을 보여주며 이름을 이야기하도록 하는 방법을 사용할 수 있다. 언어 유창성(verbal fluency)을 확인하기 위해서는 특정 글자로 시작되는 단어나 하나의 범주에 해당하는 단어를 가능한 많이 이야기하도록 하는 방법 등을 사용할 수 있다. 다음으로 수용성 언어 장애(receptive language disturbance)를 확인하는 것은 면담 중 질문을 이해하는 정도를 통해 확인할 수 있으며, 인쇄된 글을 주고 이에 대한 이해 정도를 파악하는 것 또한 언어 장애를 확인할 수 있는 방법이다.

3. 치매 중증도 평가

환자가 치매로 진단이 되었다면, 다음으로 할 일은 치매의 중증도를 평가하는 일이다. 치매 중증도를 평가하는 도구는 여러 가지가 있지만 임상에서 흔히 쓰는 것은 임상치매척도(Clinical Dementia Rating, CDR)와 전반적 황폐화 척도(Global Deterioration Scale, GDS)이다. 치매 중증도 평가는 환자의 현재 상태를 평가하고 예후를 예측하는 데 도움될 뿐만 아니라, 인지기능개선제 사용 시 보험 적용 여부를 결정하기 때문에, 이를 숙지할 필요가 있다.

1) 임상치매척도(Clinical Dementia Rating, CDR)

임상치매척도는 총 6가지 영역으로 구성되며, 기억력, 지남력, 판단 · 문제해결 능력의 세 가지 인지기능에 대한 평가와 이러한 인지기능 저하가 사회활동, 가정생활 · 취미, 개인관리 등 세 가지 일상생활의 영역에서 어떠한 영향을 주는지를 판단하도록 구성된다. 각 영역을 평가할 때는 임상치매척도 기준표에 따른다. 각 영역은 환자의 병전 기능 수준에 근거하여 판단하며, 가능한 독립적으로 각 영역에 대해 한 가지 점수를 부여하여야 한다. 또한 인접한 두 점수에 해당하는 모호한 경우 더 높은 점수로 평가한다. 아울러 임상치매평가 시 가장 중요한 점은 바로 인지기능 외에 일상생활에 영향을 미칠 수 있는 요소들을 최대한 배제하고 평가하는 것이다. 환자가 심한 우울장애를 앓고 있거나, 신체 장애로 인하여 사회활동, 가정생활 · 취미, 개인관리에 어려움이 있는 경우에는 최대한 이런 영향을 배제하고 평가해야 한다.

이런 원칙을 가지고 평가한 6가지 영역의 손상 정도에 대한 점수를 바탕으로 전반적 임상치매척도(global CDR) 점수를 산출하게 되는데, 이때는 다음과 같은 방법을 사용한다(아래에서 전반적 임상치매평가는 'CDR', 기억 영역 점수는 'M', 기억 영역 이외의 다른 영역 점수는 'S'로 표기함).

① 3개 이상의 S가 M과 같을 경우, CDR은 M
② 3개 이상의 S가 M보다 높을 경우, CDR은 M보다 높은 S 중 다수를 차지하는 점수
③ 3개 이상의 S가 M보다 낮을 경우, CDR은 M보다 낮은 S 중 다수를 차지하는 점수
④ M이 0.5이면, CDR은 0.5 또는 1(0이 될 수 없다.)
⑤ M이 1 이상인데, S가 모두 0이면, CDR은 0.5

전반적 임상치매척도를 계산하는 법을 숙달하기 전까지는 Washington University Knight Alzheimer's Disease Research Center 홈페이지(www.adrc.wustl.edu/CDR/CDR.htm)에서 CDR 계산 알고리즘을 이용해서 정답을 확인할 수도 있다. 그리고 이 홈페이지에서는 온라인상으로 CDR 척도의 적용에 관한 훈련을 받을 수 있다. 모든 과정을 이수하고 시험에 통과할 경우 자격증을 받을 수 있으니, 관심 있는 분들은 도전해보기 바란다.

2) 전반적 황폐화 척도(Global Deterioration Scale, GDS)

GDS는 CDR에 비해서 평가 시간이 덜 걸리며, 서술되어 있는 예들을 확인하며 평가할 수 있다. 아래 기술을 바탕으로 해당하는 치매 중등도를 고르면 된다.

(1) GDS 1 : 인지 감퇴 없음

임상적으로 정상인 상태로 환자는 주관적으로 기억장애를 호소하지 않으며, 임상면담에서도 기억장애가 나타나지 않는다.

(2) GDS 2 : 경미한 인지감퇴

건망증의 시기로 주관적으로 물건을 둔 곳을 잊고, 전부터 잘 알고 있던 사람 이름 또는 물건 이름이 생각나지 않을 수 있다. 하지만 임상 면담에서 기억 장애의 객관적 증거는 없으며, 직장이나 사회생활에 문제 없다. 환자는 이러한 자신의 증상에 적절한 관심을 보인다.

(3) GDS 3 : 경도 인지감퇴

분명한 장애를 보이는 가장 초기 단계이나, 숙련된 임상가의 자세한 면담에 의해서만 객관적인 기억 장애가 드러날 수 있다. 새로 소개 받은 사람의 이름을 기억하기 어

려울 수 있으며, 책을 읽어도 예전에 비해 기억하는 내용이 적을 수 있다. 이와 함께 단어나 이름이 금방 떠오르지 않는 것을 주위에서 알아차리기도 한다. 귀중품을 엉뚱한 곳에 두거나 잃어버린 적이 있을 수 있으며, 낯선 곳에서 길을 잃은 적이 있을 수 있다. 임상검사에서는 집중력 감퇴를 보일 수 있다. 직업이나 사회생활에서 수행 능력이 감퇴하여, 동료가 환자의 일 수행능력이 떨어짐을 느낄 수 있다. 하지만 환자는 이와 같은 사실을 부인할 수 있다. 환자의 경우 경하거나 중등도의 불안증이 동반될 수 있는데, 특히 현재 상태로는 더 이상 해결할 수 없는 힘든 사회적 요구에 직면하면 불안증이 증가된다.

(4) GDS 4 : 중등도 인지감퇴

후기 혼동의 시기이며, 자세한 임상 면담 결과 분명한 인지장애가 존재한다. 다음 영역에서 분명한 장애가 있다.

① 자신의 생활의 최근 사건과 최근 시사 문제들을 잘 기억하지 못한다.
② 자신의 중요한 과거사를 잊기도 한다.
③ 순차적 빼기('100 – 7' 검사 등)에서 집중력 장애가 관찰된다.
④ 혼자서 외출하는 것과 금전 관리에 지장이 있다.

그러나 대개 다음 영역에서는 장애가 없다.

- 시간이나 사람에 대한 지남력
- 잘 아는 사람과 낯선 사람을 구분한다.
- 익숙한 길을 다닌다.

더 이상 복잡한 일을 효율적으로 정확하게 수행할 수 없다. 자신의 문제를 부정하려고 하며, 감정이 무뎌지고 도전적인 상황을 피하려고 한다.

(5) GDS 5 : 경중증 인지감퇴

초기 치매로 다른 사람의 도움 없이는 더 이상 지낼 수 없다. 자신의 현재 일상생활과 관련된 주요한 사항들을 기억하지 못한다. 예를 들면, 집 주소나 전화 번호, 손자와 같은 친지의 이름 또는 자신이 졸업한 학교 이름을 기억하기 어려워한다. 시간(날짜, 요일, 계절 등)이나 장소에 대한 지남력이 자주 상실되며, 교육을 받은 사람이 40에서 4씩 또는 20에서 2씩 거꾸로 빼나가는 것을 하지 못하기도 한다. 이 단계의 환자들은 대개 자신이나 타인에 관한 주요 정보는 간직하고 있다. 예를 들면, 자신의 이름을 알고 있고 대개 배우자와 자녀의 이름도 알고 있다. 화장실 사용이나 식사에 도움이 필요하지는 않으나 적절한 옷을 선택하거나 옷을 입는 데는 문제가 있을 수 있다. 예를 들면, 신을 좌우로 바꾸어 신기도 한다.

(6) GDS 6 : 중증 인지감퇴

중기 치매로 환자가 전적으로 의존하고 있는 배우자의 이름을 종종 잊기도 한다.

최근의 사건이나 경험들을 거의 기억하지 못하며, 오래된 일은 일부 기억하기도 하나 매우 피상적이다. 일반적으로 주변 상황, 연도, 계절을 알지 못한다. '1 – 10' 또는 거꾸로 '10 – 1'까지 세는 데 어려움이 있을 수 있다.

일상생활에 상당한 도움이 필요하다. 예를 들면, 대소변 실수가 있을 수 있다. 외출 시 도움이 필요하나 때때로 익숙한 곳에 혼자 가기도 한다. 낮과 밤의 리듬이 자주 깨지기도 한다. 그러나 거의 자신의 이름은 잘 기억할 수 있으며, 잘 아는 사람과 낯선 사람을 대개 구분할 수 있다. 성격 및 감정의 변화가 나타나고 기복이 심하다.

(7) GDS 7 : 극심한 인지감퇴

말기 치매로 모든 언어 구사 능력이 상실된다. 흔히 말이 없고 단순히 알아들을 수 없는 소리만 낸다. 요실금이 있고 화장실 사용과 식사에도 도움이 필요하다. 기본적인 정신 운동능력이 상실되며, 전반적인 피질성 또는 국소적 신경학적 징후나 증상들이 자주 나타난다.

4. 치매의 원인

1) 알츠하이머병(Alzheimer's disease, AD)

(1) 역학(epidemiology)

알츠하이머병은 치매의 55~70%를 차지하며, 알츠하이머병은 65세부터 나이가 5년 증가할 때마다 발생률이 2배씩 증가한다. 우리나라의 경우 2012년도 65세 이상 인구에서 알츠하이머병의 유병률은 6.21%, 연간 발생률은 1,000명당 7.9명이었다. 65세 이상 인구에서 사망 원인 중 5번째로, 현재 다른 질환으로 인한 사망률은 감소하는 추세이나 알츠하이머병으로 인한 사망률은 지속 증가하는 추세이다.

(2) 임상 양상(clinical features)

질병의 특성은 개개인마다 다르지만, 알츠하이머병은 40~90세 사이에 발병한다. 보통 발병 초기 증상들은 매우 미세하여 가족들도 눈치채기 쉽지 않다. 인지기능의 저하는 기억력과 다른 인지기능들이 서서히 점진적으로 저하된다. 초기 알츠하이머병 환자들은 새로운 정보를 받아들여 기억으로 저장하는 능력이 감퇴하는 증상이 나타난다. 환자는 지연회상(delayed recall)뿐만 아니라 재인(recognition)에도 어려움을 나타내며, 예전처럼 민첩하게 주위 자극에 반응하지 못한다. 또한 언어능력에도 손상을 초래하여 물건 이름이 쉽게 생각나지 않기도 한다. 이와 더불어 시공간 능력이나 수행능력이 감퇴되어 방향감각이 떨어지거나 문제 대처능력이 저하될 수 있다. 질병이 진행되면서 기억과 언어 능력의 장애는 더욱 심해지고 주의력, 행위능력, 인식능력에도 어려움이 생긴다. 질병이 진행하면 환자는 남들의 말을 거의 이해하지 못하거나 어법에 맞는 말을 구사하기 어렵게 되며, 행위능력이나 수행능력의 장애가 심해져 옷을 입거나 음식을 먹거나, 용변을 가리고, 걸어 다니는 등의 단순한 일상생활도 수행하기 힘들 수 있다. 또한 환자들은 병전과 다른 행동을 보이기도 하는데, 성격이 변화되고 대부분 수동적이 되고 자발성이 떨어진다. 인지기능 장애를 환자 본인이 인지함에 따라 우울증상이 동반되기도 한다.

(3) 평가(assessment)

알츠하이머병의 평가는 병력 청취, 신체검진, 정신상태검사, 신경심리검사, 혈액검사, 뇌 영상검사 등이 필요하다. 병력 청취를 통해 인지기능이 저하된 영역과 정도를 평가하고 시간 경과에 따른 양상을 파악할 수 있다. 또한 인지기능 저하로 환자가 독립적인 일상생활에 어려움이 있는지를 평가한다. 병력뿐만 아니라 정신상태검사를 통해 환자의 인지기능을 평가할 수 있으며, 신경심리검사는 환자의 영역별 인지기능 수준을 객관적으로 판단할 수 있다.

신체검진, 혈액검사, 뇌 영상검사는 환자의 인지기능 저하를 유발한 다른 원인 유무를 확인하는 데 도움이 된다. APOE genotyping 검사는 환자의 진단 및 예후 평가에 도움이 되며, APOE ε4 copy의 수가 많을수록 알츠하이머병의 위험도가 증가하게 된다. Brain MRI 상에서는 주로 전반적인 대뇌 피질의 위축소견과 함께 해마의 위축이 동반되는 경우가 많다. 최근에는 알츠하이머병의 원인이 되는 아밀로이드(amyloid)와 타우(tau) 단백질 축적 여부를 확인할 수 있는 amyloid PET, tau PET 영상도 개발이 되었으며, amyloid PET의 경우 우리나라에서도 2015년부터 임상 현장에서 사용되고 있다.

(4) 진단(diagnosis)

알츠하이머병의 가장 정확한 진단은 뇌조직을 이용한 병리학적 검사이나, 이는 임상에서는 불가능하여, 질병의 임상 양상과 신경심리검사를 바탕으로 임상의가 진단한다. DSM-5 기준에 따르면 알츠하이머병을 진단하는 데에는 세 가지를 만족하여야 하는데, 이는 다음과 같다.

① 기억과 학습 능력의 장애를 포함한 다른 인지영역 장애의 명확한 증거가 있다.
② 인지기능 저하가 서서히 시작되어 점차 진행되는 양상이다.
③ 인지기능 저하를 유발한 다른 원인(다른 신경퇴행성 질환, 뇌혈관 질환, 기타 신경, 정신 질환)에 대한 증거가 관찰되지 않는다.

그 외 CSF amyloid, brain MRI, amyloid-PET 등이 알츠하이머병의 진단에 도움이 될 수 있다.

(5) 치료(treatment)

먼저 인지기능 개선을 위한 약물 치료로 donepezil, rivastigmine, galantamine 등의 cholinesterase inhibitor가 사용된다. cholinesterase inhibitor의 투여로 인지능력

이 개선될 수 있으며, 기본적인 일상생활 기능 수행 저하로 인한 요양기간을 단축하고 인지기능의 감퇴 속도를 저하시킬 수 있다. 그 외에도 중등도 이상 알츠하이머병에서는 NMDA receptor blocker인 memantine도 그 효과가 인정받아 사용되고 있다.

약물치료 외에 행동치료와 신경심리적 재활훈련 방법이 있다. 일관성 있고 정규적인 환경을 제공함으로써 일상생활의 스트레스에 대해 스스로 예측하고 적응할 수 있다. 또한 신경심리검사를 통해 결손된 인지기능을 파악함으로 이를 보충할 수 있는 대처능력을 키워주거나 현재까지 잘 보전되어 있는 인지기능을 사용하여 일상생활을 유지할 수 있도록 돕는 재활 훈련 등이 도움이 될 수 있다.

2) 혈관성 치매(Vascular dementia, VD)

(1) 역학(epidemiology)

혈관성 치매는 알츠하이머병 다음으로 흔한 치매의 원인 질환으로 전체 치매 환자의 15~30%를 차지한다. 혈관성 치매가 단독으로 인지기능 저하의 원인이 되기도 하지만, 알츠하이머병과 동반되어 인지기능 저하를 유발하기도 한다.

(2) 임상양상(clinical features)

혈관성 치매에 의한 인지기능 장애는 대개 갑작스러운 별병을 보이며, 계단식 악화, 증상 진행의 변동성 등의 특징을 갖는다. 혈관의 병소가 인지기능 장애를 일으키는지 여부는 병소의 위치와 수, 경색된 뇌의 부피, 백질의 침범 정도, 다른 병리의 공존 여부 등이 관련이 있다. 혈관성 치매는 흔히 주의력, 자기조절능력, 계획능력, 정신운동 속도 등의 전두엽 기능과 관련된 부분에서 이상이 관찰되지만, 허혈 병변의 정도와 위치에 따라 다양한 소견을 보일 수 있다. 행동 증상으로는 우울증, 무감동, 신체증상에 대한 걱정, 감정조절의 어려움, 불안 등의 감정 변화가 흔히 나타난다. 신경학적 검사상 국소 신경학적 징후가 동반되며, 근력 감소 혹은 근긴장도 증가, 심부건반사 항진, 추체로 증후, 보행 장애 등의 이상 소견이 나타난다.

(3) 진단(diagnosis)

혈관성 치매를 진단하기 위해서는 임상적으로 확인 가능한 치매 증상과 이 증상이 뇌혈관 질환과 직접적인 인과관계에 있음을 증명해야 한다. 이와 같은 인과관계를 확인하기 위해서는 관찰 가능한 신경학적 징후, 영상 검사 등에서 확인 가능한 이상 소견 등이 관찰되고 인과적으로 뇌혈관 문제가 발생한 시점과 인지기능 저하가 일어난 시점의 선후관계를 파악하여야 한다. 보통 뇌혈관 문제가 발생한 시점에서부터 3개월 안에 인지기능 저하가 일어난 경우 인과관계가 성립하는 것으로 본다.

(4) 치료(treatment)

혈관성 치매에서 중요한 것은 뇌혈관 질환의 위험인자를 조절하여 인지기능이 추가로 저하되는 것을 막는 것이다. 일부 환자들의 경우 우울감, 무기력감 등의 증상(post-stroke depression)으로 인해 인지기능이 더욱 저하될 수 있다. 이 경우에는 항우울제, 인지행동치료 등으로 동반 증상을 치료하여 인지기능을 개선하고 위험인자 조절을 더욱 효율적으로 할 수 있다.

3) 루이소체성 치매(Dementia with Lewy Bodies, DLB)

(1) 임상양상(clinical features)

루이소체성 치매는 알츠하이머형 치매와 유사한 인지기능 장애를 보이는데, 주의력과 각성 정도가 시간에 따라 변화하는 양상을 보인다. 또한 환시, 파킨슨성 증후, 추체외로 증후군 등이 관찰되기도 하며, 반복되는 낙상, 실신 혹은 자율신경과 연관된 기립성 저혈압, 요실금, REM 수면 행동 장애(RBD) 등의 증상을 보이기도 한다. 환시, 망상 등을 치료하기 위해 항정신병 약물을 복용 시 파킨슨성 증후, 추체외로 증후군 등이 심하게 나타나는 등 항정신병 약물 부작용에 민감하다(neuroleptic sensitivity).

(2) 진단(diagnosis)

DSM-5에서는 core feature 2개 이상이거나, core feature가 1개 이상 있으면서 suggestive feature가 1개 있을 경우 유력(Probable) 루이소체성 신경인지장애(major neurocognitive disorder with Lewy body), core feature가 1개 있거나 혹은 suggestive feature가 1개 이상일 때 가능(Possible) 루이소체성 신경인지장애로 진단하며, core feature와 suggestive feature는 다음과 같다.

① Core feature

가. 주의력과 각성 등 인지기능의 변동(fluctuating cognition)

나. 반복되는 환시를 보이며 이는 명확하고 상세함

다. 인지기능 저하의 시작 이후 나타난 파킨슨 증후

② Suggestive feature

가. REM 수면 행동 장애의 진단 기준 만족

나. 항정신병 약물에 대한 강한 민감성

이와 함께 선조체 내 도파민 운반체의 밀도를 측정할 수 있는 FP-CIT-PET 영상검사를 통하여 진단에 도움을 받을 수 있다.

(3) 치료(treatment)

루이소체성 치매의 치료는 cholinesterase inhibitor가 인지기능 개선에 도움을 줄 수 있다. 루이소체성 치매의 행동 조절을 위해서 항정신병 약물을 사용하는 경우 추체외로 증상이 악화될 가능성이 높기 때문에 주의를 요한다.

행동 문제가 심하여 어쩔 수 없이 사용하는 경우에는 Clozapine, Quetiapine 등 상대적으로 EPS가 적은 약물을 사용한다.

4) 전측두엽 치매(Frontotemporal Dementia, FTD)

(1) 임상양상(clinical features)

전측두엽 치매는 인지기능의 저하보다 인격변화와 행동변화의 양상이 뚜렷하다. 이러한 임상 특징 때문에 치매보다 다른 정신과 질환으로 오인되기도 한다. 전두엽과 측두엽 중 어느 부위가 먼저 영향을 받는지에 따라 처음에 나타나는 증상이 달라지게 된다. 전측두엽 치매의 가장 흔한 아형인 행동증상 아형 전측두엽 치매(behavioral variant FTD)의 경우 성격, 행동, 판단의 변화가 먼저 오게 된다. 환자들은 다른 이들 앞에서 이상하게 행동하며 당황스러운 사회적 상황을 유발하게 되며, 자신의 행동이 이상하다는 것을 모르거나 신경을 쓰지 않으며 다른 사람들이 느끼는 감정을 의식하지 않는다.

의미치매(Semantic dementia) 아형의 경우 환자들은 하나의 단어의 뜻을 이해하거나 친숙한 사람이나 익숙한 물건을 인식하는 데 어려움이 서서히 나타나게 된다. 원발성 진행성 실어증(Primary progressive aphasia) 아형의 경우 명사와 동사를 잇는 단어들을 이야기하는 데 어려움을 겪게 되고 나중에는 결국 말을 하지 못하게 된다.

(2) 진단과 평가(diagnosis and assessment)

환자의 증상과 임상 병력을 바탕으로 인지기능과 행동 양상을 파악하며, 전두엽과 측두엽의 변화를 보기 위해 뇌 영상을 이용한다. 다양한 종류의 뇌 영상이 사용이 되는데, brain MRI는 전두엽과 측두엽을 포함한 뇌의 크기와 형태의 변화를 보여주며, 질병의 초기에는 정상처럼 보일 수 있다. 이와 같은 경우에는 FDG-PET 검사를 통해 뇌 활동도를 측정하여 진단에 도움을 얻을 수 있다. 진단은 환자와 보호자에게 얻은 병력과 뇌 영상 검사상 전두엽이나 측두엽이 brain MRI 상 위축되거나 FDG-PET 상 활동도가 저하된 소견을 바탕으로 진단을 하게 된다.

(3) 치료(treatment)

규칙적인 일정은 환자를 덜 혼란스럽게 하고 환자가 잠을 잘 자는 데 도움이 된다. 충동적으로 음식을 섭취하는 문제의 경우 먹는 것을 감독하고 다른 행동으로 환자를 유도하는 방법을 사용하기도 한다. 이러한 행동 증상이 심할 경우 약물 치료를 하기도 하는데, SSRI와 같은 항우울제가 사회적 탈억제와 충동적 행동을 치료하는 데 도움이 된다. 공격성이나 망상을 가진 환자는 적은 용량의 항정신병 약물을 사용한다. 언어 장애의 경우 몸짓, 그림, 디지털 기기 등 대화할 수 있는 새로운 도구나 방법을 이용하는 것이 도움되기도 한다.

5) 경도인지장애(Mild Cognitive Impairment, MCI)

경도인지장애는 기억력 등의 인지기능장애가 존재하지만 이로 인한 일상생활의 지장은 없어서 치매로 진단되지 않는 군을 말한다. 경도인지장애 군은 알츠하이머병 등의 치매로 진행될 가능성(10~15%/year)이 일반 노인(1~2%/year)보다 높다. 경도인지장애의 진단을 위해서는 다음과 같은 기준(Petersen's criteria)을 만족하여야 한다.

① 인지기능 저하 호소
② 나이 및 교육 수준에 근거한 객관적 기억력 손상
③ 일반적인 인지기능 유지
④ 일상 활동 기능 유지
⑤ 치매가 아님

현재까지 알츠하이머병 등 치매로 진행을 막을 수 있다고 밝혀진 약물은 없으나 경도인지장애 군을 대상으로 여러 임상 연구가 진행 중이며, 운동, 독서, 글쓰기 등의 여가 활동 혹은 사회 활동 등이 인지기능 저하를 늦추는 데 도움이 될 수 있다.

5. 감별진단(differential diagnosis)

환자의 인지기능에 문제가 있다는 것을 확인하게 되면, 감별진단을 통하여 인지기능에 영향을 미칠 수 있는 여러 가지 내과적 질환, 약물 및 우울장애 등의 다른 원인들을 찾아내고, 이에 대한 적절한 치료를 해야 한다. 흔히 인지기능에 영향을 미칠 수 있는 것으로 알려진 가역적인 원인은 다음과 같다.

1) 우울증(Depression)

노인에게 우울증상은 매우 흔한 것으로 알려져 있다. 우울증상이 있는 경우 주로 주의력 저하로 인하여 기억력이 떨어지는 것처럼 보일 수 있다. 우울증에서는 의욕저하도 함께 동반되어 일상생활 동작에도 영향을 미칠 수 있다. 심한 우울증에는 이러한 인지기능 및 일상생활 동작의 장애가 뚜렷해서 치매와 같은 상태가 되기도 한다. 이를 가성치매(pseudodementia)라 부른다. 가성치매의 경우 우울증 치료를 받으면 기분이 회복되면서 인지기능도 함께 회복될 수 있다. 따라서 인지기능 저하에서 우울증은 반드시 확인해 감별해야 한다. 감별을 위해서는 우울증의 과거력이 있는지, 가족력상 기분장애의 병력이 있는지 확인하면 도움이 된다. 인지기능 외 수면, 식욕, 활동량과 같은 여러 생리적 증상(vegetative symptom)을 함께 확인하고, 주관적으로 우울감, 짜증 등의 기분변화가 있는지 확인하도록 한다.

2) 정상압수두증, 만성 경막하혈종, 종양

이 질환들은 주로 신경외과에서 수술 치료로 인지기능의 호전을 기대해 볼 수 있는 질환들이다. 따라서 이 질환들은 인지기능장애를 가진 환자를 평가할 때 감별진단에 꼭 포함되어야 하며, 조기발견과 시기 적절한 치료를 통하여 인지기능 회복을 기대해 볼 수 있다.

정상압수두증(normal pressure hydrocephalus, NPH)은 특발성(idiopathic)으로 나타나기도 하며, 지주막하출혈이나 두부 외상에 2차적으로 발생하기도 한다. 아직 병태생리는 밝혀져 있지 않지만, 뇌척수액의 흡수량이 감소하여 발생하였을 가능성이 제시되고 있다. 주로 보행 장애(gait disturbance), 요실금(urinary incontinence)과 함께 6개월에서 12개월에 걸쳐 서서히 인지기능 저하(cognitive decline)를 동반할 경우 정상압수두증을 의심해보아야 한다. Brain CT 또는 MRI 검사를 시행하면 뇌실질의 위축 없이 뇌실이 확장된 것을 확인할 수 있다. 정상압수두증이 확인되면 보통 신경외과에 의뢰하여 치료를 진행하게 된다. 보통 요추천자로 뇌척수액을 20~30 cc 배액을 시행한 후 증상의 호전이 있을 때 션트 수술 후 예후가 더 좋다고 알려져 있으며, 임상가의 판단에 따라 션트 수술(뇌실-복강 단락술)을 시행하게 된다. 수술 후 치료 경과에 따라 인지기능이 서서히 회복이 되기도 한다.

만성 경막하혈종(chronic subdural hematoma, SDH)은 대부분 외상에 의해 발생한다. 하지만 환자가 인지기능 문제로 외상 자체를 기억 못할 가능성이 있으므로, 임상가는 평가 시 이를 주의해야 한다. 만성적으로 알코올 사용장애가 있거나, 항혈소판제제 또는 항응고제를 복용하여 출혈 소인이 높은 환자에서 발병률이 높은 것으로 알려져 있다. 보통 만성 경막하혈종은 약물치료로는 효과가 제한적이므로, 조기에 발견하여 천두술과 같은 수술 치료를 시행하는 것이 바람직한 것으로 알려져 있다. 서서히 자라는 양성 종양(benign tumor)이 전두엽(frontal lobe) 부위에 발생할 경우 인지기능 저하를 일으킬 수 있다. 양성 종양은 조기에 진단되면, 수술이 용이하므로, 인지기능 장애 환자에서 뇌 영상 평가가 중요하다고 할 수 있다.

3) 내과적 질환

여러 가지 내과적 질환들이 인지기능에 영향을 미칠 수 있다. 비타민 B12, 엽산 결핍, 갑상선기능변화, 만성신부전증에서의 크레아티닌(creatinine) 증가, 심한 빈혈, 혈당의 변화(고혈당, 저혈당) 등이 인지기능에 영향을 미칠 수 있는 것으로 보고되었다. 신경매독(neurosyphyllis), 후천성면역결핍증후군(AIDS, HIV infection)의 경우에도 인지기능이 감퇴할 수 있다. 이러한 내과적인 질환들을 배제하기 위해 보통 다음과 같은 혈액 검사를 시행한다.

① Liver function test : ALT/AST, total bilirubin, ALP, albumin, total protein

② Renal function test : BUN/creatinine, electrolyte(Na/K/Cl/P/Ca)

③ Fasting blood glucose

④ Lipid battery – total/HDL/LDL cholesterol, triglyceride, ApoA1, ApoB

⑤ Thyroid function test – TSH, free T4, total T3

⑥ Vitamin B12, folate, homocystein
⑦ RPR(rapid plasma reagin) or VDRL
⑧ CBC – WBC, RBC, Hb, platelet

4) 약물(Medication) 및 물질(Substance)

노인은 여러 가지 약을 함께 복용하는 경우가 많다. 따라서 비슷한 성분의 약을 중복 투약할 경우 약을 조절할 필요가 있다. 특히 항콜린작용을 가진 약들은 인지기능에 악영향을 미칠 수 있으므로 사용에 주의를 요한다. 벤조다이아제핀 계열의 약제들도 졸린 부작용을 통하여 주의력 · 집중력을 저하시킬 수 있다.

환자의 인지기능에 영향을 미치는 약물을 찾아내기 위해서는 인지기능 변화가 나타난 시점을 전후로 처방된 약의 변화가 있었는지 확인해야 한다. 따라서 노인 환자에게는 투약력을 꼼꼼하게 확인하는 것이 감별진단에 도움된다.

알코올과 같은 물질사용장애 또한 인지기능에 영향을 미칠 수 있다. 노인의 알코올 사용장애는 치매뿐만 아니라, 우울장애, 정신병, 금단 등의 다른 정신장애와도 관련이 있다. 알코올 관련 치매의 경우 금주할 경우 인지기능 감퇴가 더 이상 진행하지 않기 때문에 적극적인 치료가 중요하다. 노인 알코올 사용장애의 치료로 동기화 면담, 인지행동치료, 가족치료 등의 정신사회적 치료와 약물치료를 병행하게 된다.

6. 치매약제 관련 식약처 허가사항

식약처에서는 여러 가지 치매 약제 사용 시 그 허가범위를 정해놓고 있다. 따라서 치매약제를 사용할 때에는 이 기준을 확인하고, 의무기록에 그 사항을 작성해야 한다.

표 11. 식약처 허가범위

약제	식약처 허가사항	MMSE	CDR	GDS
Donepezil 5 mg, 10 mg	• 알츠하이머형 치매 증상의 치료 • 혈관성 치매 증상의 개선	≤26	1~3	3~7
Donepezil 23 mg	• 중등도에서 중증의 알츠하이머형 치매 증상의 치료	≤20	2~3	4~7
Rivastigmine (patch)	• 경도 내지 중등도의 알츠하이머형 치매 또는 파킨슨병과 관련된 치매의 대증적 치료 • 중증 알츠하이머형 치매의 대증적 치료	≤26	1~3	3~7
Rivastigmine (capsule)	• 경증 내지 중등도의 알츠하이머형 치매 증상의 치료 • 경증 내지 중등도의 파킨슨병 관련 치매 증상의 치료	10~26	1~2	3~5

Galantamine	• 알츠하이머 형태의 경도, 중등도 치매 증상의 치료	10~26	1~2	3~5
Memantine	• 중등도에서 중증의 알츠하이머병 치료	≤20	2~3	4~7

7. 노인장기요양보험제도

노인장기요양보험제도는 고령이나 노인성 질병 등으로 일상생활을 혼자 수행하기 어려운 노인 등에게 장기요양급여를 제공하여 노후의 건강증진 및 생활안정을 도모하고 가족의 부담을 완화하고자 시행하는 사회보험제도이다.

65세 이상 노인 또는 65세 미만으로 치매, 뇌혈관성 질환, 파킨슨병 등의 노인성 질병을 가진 노인을 대상으로 신청자격이 부여되며, 전국 노인장기요양보험운영센터를 통해 인정신청을 할 수 있다. 인정신청을 하면 공단에서 방문조사를 통하여 평가하게 되며, 의료기관에서는 의사소견서를 발부한다. 이 두 가지 소견을 종합하여 장기요양인정 점수 신청을 하게 되며, 등급판정위원회에서 최종 심의판정을 통하여 등급판정을 하게 된다. 노인장기요양보험제도를 통하여 받을 수 있는 서비스로는 방문요양, 방문목욕, 방문간호, 주간 또는 야간보호, 단기보호, 복지용구, 시설입소 등이 있다.

의사는 진료실에서 노인장기요양서비스 신청에 필요한 서류를 작성하게 되는데, 신청에 필요한 서류에는 '일반 의사소견서'와 치매특별등급 신청을 위한 보완서류인 '치매특별등급용 의사소견서'가 있다. 치매특별등급용 의사소견서를 작성하기 위해서는 해당 교육을 수료해야 한다.

V. 불안장애

1. 개론(Introduction)

불안은 모든 사람들이 경험하는 것으로 일종의 위협에 대한 경고이다. 불안에는 자율신경계 증상이 동반되는 것이 특징이다. 이는 결과적으로 위협을 줄이기 위한 행동을 촉진하여 생존을 돕는 역할을 한다. 하지만 이런 불안이 지나쳐서 일상생활 및 기능에 방해가 될 경우 불안장애로 진단할 수 있다.

불안장애에는 공황장애 및 광장공포증, 특정공포증 및 사회불안장애, 범불안장애, 강박장애, 물질 · 약물치료로 유발된 불안장애, 다른 의학적 상태로 인한 불안장애 등으로 구분할 수 있다.

2. 공황장애

1) 임상양상(Clinical features)

첫 공황발작은 흔히 유발 요인없이 시작되지만, 육체적 · 신체적인 스트레스 후에 나타나는 경우도 많다. 공황발작은 수분 이내에 급격한 불안과 함께 신체증상이 정점에 이르게 되며, 이후 20~30분 지속된 후 저절로 증상이 사라지는 특징이 있으며 한 시간 이상 지속되는 경우는 드물다. 이러한 발작 사이에는 대개 재발작에 대한 예기불안이 동반된다. 치료받지 않으면 공황장애는 대개 만성적인 경과를 밟지만, 그 정도는 심할 때도 있고 저절로 나아지는 경우도 있다.

2) 진단 및 감별진단(Diagnosis and Differential diagnosis)

공황장애는 최소 한 번 이상의 예기치 못한 공황발작과 더불어 한 달 이상 또 다른 발작에 대한 예기불안을 보이거나 발작의 함의나 결과에 대한 근심을 보이거나 발작과 관련된 현저한 행동 변화가 나타날 경우 진단할 수 있다. 공황장애와 감별진단으로는 신체질환과 정신질환으로 나눌 수 있다. 특히 운동실조, 의식수준의 변화, 방광조절 장애 등 비전형적인 신경학적인 증상과 징후가 나타나거나, 늦은 나이에 공황장애가 발병한 경우에는 신체 질환 가능성에 더 주의해야 한다. 공황장애와 감별해야 할 신체 질환으로는 갑상선기능항진증, 부갑상선기능항진증, 갈색세포종, 저혈당증과 같은 내분비 질환, 협심증, 심근경색, 승모판탈출증과 같은 심장 질환, 그리고 뇌전증, 뇌졸중, 편두통, 다발성경화증, 뇌종양 등과 같은 신경 질환이 있다. 또한 공황발작이 물질로 인한 생리적 결과 때문이라 판단되면 공황장애 진단을 내릴 수 없다. 중추신경계 자극제(코카인, 암페타민, 카페인)나 대마에 취한 상태, 중추신경계 억제제(예, 술, 바비튜레이트) 금단은 공황발작을 유발할 수 있다. 공황장애와 감별해야 할 정신질환으로는 범불안장애, 사회불안장애, 외상 후 스트레스 장애, 우울장애, 신체화 장애, 조현병, 이인증, 인격장애 등이 있다.

3) 치료(Treatment)

가장 효과적인 것으로 알려진 치료는 약물치료와 인지행동치료이다.

(1) 약물치료

미국 식품의약국(FDA)에서 승인한 공황장애 약물은 paroxetine, sertraline, venlafaxine ER, alprazolam이다. 일반적으로 공황장애의 치료는 paroxetine, sertraline과 같은 SSRI부터 시작한다. 공황장애 환자들은 SSRI로 인한 과다자극에 민감하므로, 저용량부터 시작하는 것이 좋다. 증상이 심하여 빠른 조절이 필요한 경우 alprazolam을 함께 단기간 사용하다가 서서히 줄여나가는 방법을 사용한다. Clonazepam은 예기불안에 대해 처방해 볼 수 있다. Propranolol과 같은 베타 차단제는 그 유효성이 입증되지 않았다. 일단 공황발작 증상이 조절이 되면 재발 방지를 위하여 약 8~12개월 동안 유지치료를 한다.

표 12. 공황장애 치료제 및 용법

약물	치료시작 용량(mg)	유지 용량(mg)
SSRI		
Paroxetine	12.5	25
Sertraline	12.5~25	100~200
Escitalopram	5	10~20
Fluoxetine	5	20~40
Fluvoxamine	12.5~25	100~150
SNRI		
Venlafaxine	37.5	150~225
TCA		
Clomipramine	10	50~150
Imipramine	12.5	150~200
Benzodiazepine		
Alprazolam	0.25~0.5 tid	0.5~2 tid
Clonazepam	0.25~0.5 bid	0.5~2 bid
Lorazepam	0.25~0.5 bid	0.5~2 bid

(2) 인지행동치료

인지행동치료는 공황장애 치료에 효과적이고, 약물치료와 병행할 때 더 효과적이라는 보고가 있다. 그리고 인지행동치료를 받은 환자들을 장기간 경과 관찰한 연구에 의하면 인지행동치료가 장기간 관해 상태를 유지하는 데 효과적이라고 알려져 있다. 인지치료에서는 환자가 가벼운 신체감각을 잘못 해석하여 금방 공황발작이나 죽음이 임박한 것처럼 생각하는 경향에 대한 교육을 하고, 공황발작 자체에 대한 교육을 통하여 공황발작 자체가 생명을 위협하지 않는다는 사실을 알려준다. 행동치료의 방법들로는 응용이완 훈련(applied relaxation training), 호흡 훈련(respiration training), 실제 노출법(in vivo exposure) 등의 방법이 있다.

3. 특정공포증 및 사회불안장애

1) 임상양상(Clinical features)

공포증은 특정한 공포자극(phobic stimulus)에 노출되거나 노출될 것이 예상될 때에 대한 불안을 보인다는 공통점이 있다. 공포증에서도 공황발작이 흔히 일어날 수 있는데, 이때의 공황발작은 처음 몇 번을 제외하고는 거의 예견할 수 있다. 그리고 환자들은 공포자극(phobic stimulus)을 피하려고 하고, 피하는 방법을 설명할 수 있다. 특정 공포증은 보통 발병 연령이 이분화되어 있다.

Animal type, natural environmental type, blood-injection-injury type은 아동기에 정점을 이루며, 그 외 situational type 등의 기타 특정 공포증은 초기 성인기에 정점을 이룬다. 질병의 경과는 악화와 완화(wax and wane)를 하는 다른 불안장애와는 달리 비교적 일정한 상태를 유지하며, 수년 이상 지속되는 경우가 많다. 사회불안장애는 보통 후기 아동기나 초기 청소년기에 발병하여 만성화되는 경우가 많다. 사회불안장애는 보통 학교에서의 학업 수행, 직업 수행이나 사회적 발달에 영향을 미친다.

2) 진단 및 감별진단(Diagnosis and Differential diagnosis)

특정공포증은 특정 대상이나 상황에 국한된 공포를 느끼고, 공포가 개인의 기능에 뚜렷한 손상을 주며, 심한 고통을 야기할 때 진단할 수 있다. 사회불안장애는 사회적 상황에 대하여 공포와 불안을 뚜렷하게 느끼고, 이를 회피하려 하거나, 회피하지 못할 경우 심한 고통을 느낄 때 진단할 수 있다. 특정공포증 및 사회불안장애의 공통적인 감별 진단으로는 물질사용장애(substance use disorder), 뇌종양(CNS tumor), 뇌혈관 질환(cerebrovascular disorder) 등 내과적 문제와 조현병(schizophrenia), 공황장애(panic disorder), 광장공포증(agoraphobia), 회피성 성격 장애(avoidant personality disorder) 등의 심리적 조건(psychiatric condition)이 있다. 특히 특정 공포증의 경우 건강염려증(hypochondriasis), 강박장애(obsessive-compulsive disorder), 편집성 성격장애(paranoid personality disorder)와의 감별이 부가적으로 필요하고, 사회불안장애의 경우 주요우울장애(major depressive disorder), 분열성 성격장애(schizoid personality disorder)와의 감별이 필요하다.

3) 치료(Treatment)

공포증의 치료는 행동치료가 가장 많이 연구되었고, 효과적인 치료법이다. 성공적인 치료를 위해서는 환자가 치료에 적극적이어야 하고, 문제와 치료 목표가 명확해야 하며, 공포감을 다루기 위한 대안적인 전략이 있어야 한다. 특정공포증은 주로 노출요법을 가장 많이 이용한다. 일련의 점진적인, self-placed exposure에 의해 탈감작시킨다. 그리고 환자에게 불안을 다루는 기법들을 교육하는데, 그 예로 이완요법, 호흡조절법, 인지적 접근 등이 있다. 약물은 beta-blocker를 사용해 볼 수 있는데, 특히 공황발작(panic attack)과 연관 있는 특정 공포증에 유용한 것으로 알려져 있다.

사회불안장애의 치료는 약물치료와 정신치료를 병행하는 것이 효과적인 것으로 알려져 있다. 효과적이라고 알려진 약물로는 SSRI, benzodiazepine, venlafaxine, buspirone 등이 있다. 이 중 SSRI가 일반적 사회공포증의 일차 치료(first-line treatment)로 추천되고 있다. 수행 불안과 관련된 사회공포증에는 노출 직전에 propranolol, atenolol과 같은 beta-blocker를 사용해 볼 수 있다.

4. 범불안장애

1) 임상양상(Clinical features)

과도하고 일상생활에 지장을 줄 정도의 걱정과 불안이 6개월 이상 지속된다. 이러한 불안 증상과 함께 신체 증상도 동반되는데, 안절부절 못하고 두통을 호소하는 등의 긴장 증상과 숨이 차고, 땀을 흘리거나, 심계항진, 소화기계 증상을 보이는 등의 자율신경계 증상이 그 예이다. 인지적으로 예민해져서 쉽게 짜증을 내거나 놀란다. 그리고 범불안장애 환자들은 흔히 의사를 찾는 모습을 보이고, 일부는 자신의 문제에 대해 지속적인 의학 자문을 구하기도 한다. 범불안장애 환자의 많은 수가 삶 전반에서 불안하고 예민하다고 보고한다. 범불안장애의 평균 발병 연령은 다른 불안장애보다 늦지만, 발병 연령을 특정하기 어렵고, 대부분 기억나는 한 불안했었다고 한다.

범불안장애 증상은 만성적이고 굴곡이 있어 임상적으로 뚜렷한 증상을 보일 때와 그렇지 않을 때를 오르내린다. 완전 관해율은 매우 낮다. 다른 정신질환과 공존할 가능성이 높기 때문에 예후에 대한 예측이 어려우며, 대개 장기간 증상이 지속될 가능성이 높다.

2) 진단 및 감별진단(Diagnosis and Differential diagnosis)

과도한 불안과 걱정이 6개월 이상 지속될 경우 진단할 수 있다. 정상적인 불안과의 차이점은 과도하고, 스스로 조절할 수 없으며, 일상생활에 상당한 지장을 준다는 점이다. 감별진단으로는 우선 내과적인 질환을 감별해야 한다. 공황장애에서 감별하였던 신경 질환, 내분비 질환, 대사 질환 등을 감별해야 한다.

범불안장애는 다른 불안장애들과 공존하는 경우가 있는데, 공황장애, 특정공포증, 강박장애, 외상 후 스트레스 장애 등이 함께 진단될 수 있다. 하지만 범불안장애 진단을 위해 환자는 전체 증후군과 증상을 모두 보여야 하고, 다른 공존하는 불안장애로 설명될 수 없어야 한다. 다른 불안장애와 범불안장애를 함께 진단하기 위해서는 불안과 연관되어 있는 상황 혹은 사건이 다른 불안장애와 관련이 없거나, 있더라도 최소한으로 관련되어 있다고 기록하는 것이 가장 중요하다. 그리고 범불안장애에서는 주요 우울장애가 흔히 동반되고, 정확한 진단을 내리기 위해서는 우울증과 관계가 없는 불안 혹은 걱정을 기록해야 한다.

3) 치료(Treatment)

정신치료, 인지행동치료가 모두 효과가 있는 것으로 알려져 있다. 정신치료에서는 무의식적인 갈등을 다루고, 자아 강도를 높이는 데 초점을 두며, 치료의 목적은 불안 자체를 제거하는 것이 아닌, 환자의 불안에 대한 내성을 기르는 데 있다.

인지행동치료는 인지적인 왜곡을 교정하고, 이완요법, 바이오피드백을 통하여 신체 증상을 다룬다. 범불안장애에서 사용하는 주요 약물은 benzodiazepine, buspirone, SSRI, venlafaxine이다. 최소 용량부터 시작하여 치료반응이 나타날 때까지 증량해야 의존성 문제를 최소화할 수 있다.

약물치료 기간은 6~12개월 정도에 걸쳐서 하기도 하지만, 보통은 보다 장기간의 치료가 필요하다고 보고되고 있다. 약 25% 환자가 치료 중지 후 한달 안에 재발하고, 60~80% 환자는 다음 해에 재발한다.

5. 강박장애

1) 임상양상(Clinical features)

스스로 불합리하다고 생각하는 반복적인 사고나 행동을 보이는 것이 강박장애의 특징이다. 흔히 정신과 의사보다 내과 의사를 방문하는 경우가 많다. 강박사고와 강박행동 두 가지 모두 가진 경우는 약 75%에 달한다. 불안과 공포감이 주된 임상양상이고, 이러한 강박사고와 연관된 불안을 줄이기 위한 강박행동이 주된 특징이다. 그리고 약 80%에서 자신의 증상이 비합리적이라는 사실을 깨닫고 있다. 증상은 한 개인에게도 여러 증상들이 겹칠 수 있고, 시간이 흐르면서 증상 양상이 변하기도 하지만, 대체로 네 가지 증상이 가장 흔하다. 즉, 오염(contamination), 병적 의심(pathological doubt), 침투사고(intrusive thought), 대칭(symmetry) 관련 증상들이 가장 흔하게 일어난다.

2) 진단 및 감별진단(Diagnosis and Differential diagnosis)

강박사고 또는 강박행동이 일상생활에 영향을 미칠 정도로 심하고, 환자 스스로 자신의 강박증상의 불합리함을 알고 있을 때 강박장애로 진단할 수 있다. 흥미로운 것은 사고, 즉 mental act의 경우 불안을 증가시키느냐 또는 불안을 감소시키느냐에 따라 obsession이 될 수도 있고, compulsion이 될 수도 있다. 그리고 자신의 강박사고와 강박행동이 지나치다는 것을 인정하지 못하는 경우 with poor insight라고 명시(specify)할 수 있다.

강박장애의 감별진단으로는 측두엽 간질(temporal lobe epilepsy), 외상 후 또는 뇌염 후 합병증(post-trauma and post-encephalitic complication) 등의 내과적 문제(medical condition)를 감별해야 하며, 그 외 뚜렛 장애(Tourette's disorder), 틱 장애(tic disorder), 식이장애(eating disorder), 신체이형장애(body dysmorphic disorder), 공황장애(panic disorder), 편집성 정신병(paranoid psychosis), 사회불안장애(social anxiety disorder) 등의 정신과적 문제 또한 감별해야 한다.

3) 치료(Treatment)

치료는 약물치료, 인지행동치료 모두 효과적인 것으로 알려져 있으며, 임상의의 판단과 경험, 환자의 선호에 따라서 치료법을 결정하게 된다. 약물치료는 보통 SSRI

를 일차 치료(first line)로 사용하고, fluoxetine, fluvoxamine, paroxetine, sertraline, citalopram이 FDA의 승인을 받았다. 그 외에도 clomipramine과 같은 TCA 약물도 FDA 최초로 허가를 받았다. 그 외에는 valproate, lithium, carbamazepine, risperidone, olanzapine을 추가해볼 수 있다.

주로 치료는 일상생활을 유지하면서 외래에서 치료하지만, 불안이 너무 심할 경우 입원해서 치료할 수도 있다. 약물치료의 효과는 치료 후 4~6주경 관찰되나 최대 치료효과를 얻기 위해서는 8~16주가 필요하다. 인지행동치료는 약물치료만큼 효과가 있으며 장기적 효과는 더 좋다는 보고도 있다. 외래 및 입원 세팅에서 모두 가능하며, 주된 행동치료는 노출과 반응방지(exposure and response prevention)이다. 그 외에도 점진적 노출법(graded exposure), 홍수요법(flooding), 인지적 재구성(cognitive reconstructing) 등의 방법이 있다. 인지행동치료 또는 약물치료로 효과가 없는 경우에는 electroconvulsive therapy, psychosurgery, deep brain stimulation 등의 치료법을 시행할 수도 있다.

VI. 수면장애

1. 정상 수면(Normal Sleep)

수면은 인생의 1/3 정도를 차지하는 중요한 활동이다. 여러 연구에 따르면 수면은 에너지 회복, 면역 기능, 뇌의 구조 유지, 신경 세포 간의 연결, 학습 등 여러 기능에 관여하는 것으로 알려져 있으나 현재까지도 정확한 기능을 알지 못한다. 장시간 수면이 박탈될 경우 피로, 기분 변화, 인지기능 저하에서 환각을 비롯한 정신병적 증상에 이르기까지 다양한 정신과적 증상이 발생하며 결국 죽음에 이르게 된다. 따라서 수면은 생존에 필수적인 기능을 가진다고 할 수 있다. 모든 정신질환에서 수면장애가 나타날 수 있으며 특정 질환에서는 진단기준의 일부란 점을 감안할 때 정신과 영역에서 수면은 중요한 의미이다. 생리적으로 수면상태라 함은 운동성과 외부자극에 대한 반응성이 떨어져 있으나 비교적 쉽게 각성상태로 돌아올 수 있는 가역적이고 정상적인 상태를 일컫는다.

성인의 평균 수면 시간은 대략 7~8시간 정도로 알려져 있으나 개인차가 있으며 타고난 지문처럼 각자에게 적합한 수면 시간이 정해져 있다. 신생아의 경우 정상적으로 하루 16시간 정도 수면을 취하며 나이가 들수록 수면 시간은 조금씩 감소한다. 50세 이상되면 점차 잠들기가 어렵고 자주 깨는 양상의 불면증을 경험할 확률이 높아진다.

2. 수면의 구조(Sleep Architecture)

수면은 크게 두 종류의 생리적으로 전혀 다른 형태의 수면 구조로 나뉠 수 있다. 하나는 급속안구운동수면(Rapid Eye Movement Sleep, 렘수면(REM sleep))이며 다른 하나는 비급속안구운동수면(Non Rapid Eye Movement Sleep, 비렘수면(NREM sleep))이다. 수면의 단계를 구분하는 방법에는 전통적인 Rechtschaffen and Kales (R&K) system이 있지만 최근에는 American Academy of Sleep Medicine(AASM) system을 사용하고 있다.

1) 비렘수면(NREM sleep)

(1) 생리적 변화(Physiologic Changes)

비렘수면 시에 생리적인 변화를 살펴보면 대체로 '휴식을 취하는 수면'임을 알 수 있다. 심박수와 호흡수, 혈압이 감소하고 뇌혈류량도 감소한다. 뇌의 산소소모량은 각성 상태와 비슷한 정도이며 체온도 일정하게 유지된다. 음경 발기는 거의 일어나지 않으며 수면 단계가 진행될수록 각성의 역치는 증가하는 특성이 있다.

(2) 전기생리학적 소견(Electrophysiology)

비렘수면은 뇌전기활동도(Electroencephalography, EEG) 소견에 따라 총 3단계의 수면 단계로 구분된다.

① Stage N1(전체 수면의 5%)

졸린 것에서 수면으로 넘어가는 중간 단계이다. 수초 내지 수분 내로 Stage N2로 이행한다. Alpha wave가 50% 이하로 감소하며 low amplitude, mixed frequency waves가 나타난다. EOG 상 Slow eye movement가 관찰될 수도 있으며 EMG activity가 점차 감소한다.

② Stage N2(전체 수면의 50%)

12~14 Hz의 sleep spindle, 0.5~2 Hz의 K-complex가 나타난다. 이는 Stage N2의 특징적인 소견이다.

③ Stage N3(전체 수면의 15%)

0.5~2.5 Hz의 서파(slow wave)가 해당 epoch의 20% 이상 나타난다.

2) 렘수면(REM sleep)

(1) 생리적 변화(Physiologic Changes)

렘수면 시에 생리적 변화를 보면 깨어있을 때와 비슷한 양상을 보인다. 이러한 이유로 "역설적인 수면(paradoxical sleep)"이라고 불리기도 한다. 심박수와 호흡수, 혈압의 다양한 변화가 관찰되고 뇌의 산소소모량이 증가하며 깨어있을 때와 비슷하게 뇌의 활발한 활동이 관찰된다. 체온의 변화가 있으며 남성의 음경이 발기된다. 신체 근육의 긴장도가 떨어져 신체의 움직임이 소실된다.

(2) 전기생리학적 소견(Electrophysiology)

EEG 소견은 low amplitude, mixed frequency waves가 나타나며 뇌파 소견상 톱니 모양의 'sawtooth wave'가 관찰되기도 한다. 안구전기활동도(Electrooculography, EOG)상에 빠르고 진폭이 큰 rapid conjugate eye movement가 나타난다. 수의근의 긴장소실(atonia)이 나타나는 것이 특징이다.

3. 수면 주기(Sleep Cycle)

정상 성인의 수면은 비렘수면과 렘수면이 번갈아 나타나며 이러한 패턴은 90~120분 정도의 주기를 지니고 반복된다. 서파수면이라 불리는 stage N3의 경우 야간수면 중 수면 초기에 주로 나타나고 이후 점차 감소한다. 반면 렘수면의 경우 시간이 지날수록 더욱 두드러지게 나타난다. 수면잠복기(sleep latency)란 잠들기 위하여 불을 끄고 난 후 어떠한 수면단계 중 아무 단계가 나타날 때까지의 시간을 의미하며 대체로 10~20분 정도로 알려져 있다. 수면 시작 이후 첫 번째 렘수면이 나타날 때까지의 시간을 렘수면 잠복기(REM latency)라고 하는데, 이는 평균적으로 90~100분이다.

4. 수면장애(Sleep disorders)

수면장애는 수면에 관련된 질환으로 수면의 개시 및 유지에 장애가 있거나 수면의 질이 저하되는 등 수면의 여러 요인들에 장애가 발생한다. DSM-5에서는 수면장애를 Sleep-Wake Disorders라는 항목하에 다음과 같이 분류하고 있다. 아래의 항목 중 임상에서 흔히 볼 수 있는 중요한 질환을 중심으로 임상양상과 진단 · 치료에 대하여 소개하고자 한다.

DSM–5 Sleep–Wake Disorders

불면증(Insomnia disorder) (other specified, unspecified)
과다수면 장애(Hypersomnolence disorder) (other specified, unspecified)
기면병(Narcolepsy)
호흡 관련 수면장애(Breathing-related sleep disorders)
일주기리듬 수면각성장애(Circadian rhythm sleep-wake disorders)
사건 수면(Parasomnias)
하지불안 증후군(Restless legs syndrome)
물질 · 약물 유발 수면장애(Substance/Medication-induced sleep disorder)
기타 수면장애(Other specified sleep-wake disorder)
상세불명의 수면장애(Unspecified sleep-wake disorder)

5. 불면증(Insomnia disorder)

1) 임상양상(Clinical features)

수면을 시작하거나 유지하는 데 어려움이 나타난다. 잠들기 어렵고 지나치게 일찍 깨고 다시 잠들기 어렵다. 수면 장애 가운데 가장 흔하며 일시적으로 나타나기도 하나 장기간 지속되기도 한다. 환자는 불만족스러운 수면의 질, 부족한 수면 시간을 호소한다. 성인에서 1년 동안 수면에 문제를 호소하는 유병률은 30~40% 정도이며 불면증의 유병률은 각각의 진단기준에 따라 4~22%로 다양하다.

2) 진단(Diagnosis)

DSM-5 진단기준에 따르면 불면증(insomnia disorder)은 수면의 양과 질에 대한 불만족을 호소하며 다음에 열거하는 증상 중 한 가지 이상이 적어도 3개월 이상 일주일에 3일 이상 지속되는 경우를 말한다. 기준이 되는 증상들은 다음과 같다. 잠들기 어려움, 잠을 유지하기 어렵고 자주 깨며 다시 잠들기 어려움, 아침에 일찍 깨고 다시 잠들기 어려움 등이다(자세한 진단기준은 DSM-5를 참고하라).

3) 치료(Treatment)

(1) 비약물 치료

원칙적으로 약물 치료에 앞서서 비약물 치료를 먼저 시행한다. 사용할 수 있는 치료법으로는 수면위생(sleep hygiene) 교육, 자극 조절(stimulus control), 수면제한요법(sleep restriction therapy), 명상 등의 이완 훈련, 광치료(light therapy), 인지행동치료 등을 시행해볼 수 있다.

〈수면위생 교육 사항〉

① 평일은 물론 주말과 휴일에도 매일 아침에 일어나는 시간을 일정하게 한다(늦게 자더라도 일어나는 시간은 일정하게 한다).

② 낮잠을 피하고 잠자리에 누워 있는 시간을 일정하게 한다(예를 들어 8시간으로 정하면, 그 이상 잠자리에 누워 있지 않는다).

③ 잠들기 위하여 담배를 피우지 않도록 한다. 저녁 7시 이후에는 담배를 피우지 않고, 완전히 끊으면 더욱 좋다.

④ 카페인이 들어 있는 커피나 홍차, 콜라, 초콜릿을 피한다. 술을 마시지 않는다.

⑤ 잠자리에 들기 3시간 이내에는 많이 먹거나 마시지 않는다. 배가 고파도 잠을 방해하므로, 우유 한 컵, 치즈, 크래커 등의 가벼운 스낵을 먹는 것은 수면에 도움이 될 수 있다.

⑥ 매일 규칙적으로 운동한다. 약 40분 정도가 좋으며, 잠자리에 들기 6시간 전에 운동을 마치는 것이 가장 좋다.

⑦ 시계를 잠자리에서 보이지 않는 곳에 두고, 밤에 일어나더라도 시계를 보지 않는다.
⑧ 침실은 어둡고, 조용하고, 공기소통이 잘되고 편안한 실내온도가 유지되도록 한다. 귀마개나 눈가리개 등을 사용하여도 좋다.
⑨ 침대는 반드시 잠자기 위해서만 사용하며 침대에서 일을 하거나 다른 생각에 골몰하는 습관을 버려야 한다.

〈자극 조절법〉

수면을 저해하는 조건화된 나쁜 습관들을 없애는 것이 목표이다. 환자에게 다음과 같은 네 가지 기본 원칙을 지키도록 교육한다.

① 졸릴 때만 침대로 가라.
② 침대는 잠을 자는 용도로만 사용한다. 침대에서 책을 보거나 TV를 보거나 먹거나 전화하는 등의 행동은 금지한다.
③ 잠들기 어려울 때는 침대에 계속 누워 있는 것이 좋지 않다. 잠시 다른 방으로 가서 잠을 깨울 만한 행동을 하지 않으면서 다시 잠이 올 때까지 기다려 본다.
④ 매일 같은 시간에 일어나고 낮잠을 자지 말라.

〈수면제한요법〉

수면 시간을 줄임으로써 수면 효율을 높이는 방법이다. 수면 효율이 85%에 도달할 때까지 수면 시간을 15분씩 줄여나간다.

(2) 약물 치료(pharmacotherapy)

비약물 치료가 효과가 없을 경우 약물 치료를 고려한다. 수면제(hypnotics)가 치료에 사용되나 조심해서 써야 한다. 내성과 금단을 고려하여 원칙적으로는 2주 이상 주지 않도록 한다. 장기간 사용할 경우 처방에 주의해야 한다. 흔히 사용하는 수면제로는 벤조디아제핀(benzodiazepine), 졸피뎀(zolpidem) 등이 있다. 수면 유지가 어려운 경우나 일찍 깨는 경우에는 장시간 작용하는 약물(long-acting drug)인 flurazepam, quazepam 등을 사용해 볼 수 있으며 잠드는 것이 어려운 경우에는 zolpidem, triazolam 등의 단시간 작용하는 약물(short-acting drug)을 사용한다.

수면제 이외에도 trazodone, TCA, 비정형 항정신병 약물 등을 고려해 볼 수 있다. 그러나 부작용에 유의해야 한다. 항히스타민 제제 역시 불면증에 효과가 있다. 최근에는 melatonin 제제가 개발되어 55세 이상의 성인에게 사용하고 있다.

6. 과다수면장애(Hypersomnolence disorder)

1) 임상양상(Clinical features)

과도한 졸림 혹은 과다수면(excessive sleepiness, hypersomnolence)은 불충분한 수면, 신경학적 질환이나 수면 조절하는 뇌 부위의 손상, 수면의 질 저하, 수면 주기의 와해 등으로 인하여 발생할 수 있다. 과다수면(hypersomnolence)은 주의력, 집중력, 기억력 등의 인지기능에 영향을 미치고 업무 효율 저하와 교통사고 발생 증가 등의 사회 · 경제적 문제를 일으킨다.

2) 진단(Diagnosis)

일차성 과다수면(primary hypersomnia)은 다른 기질적인 원인없이 과다수면(hypersomnolence)이 1개월 이상 지속되는 경우 진단 가능하다. 정상적으로 긴 수면시간을 지닌 long sleeper와의 감별이 필요하다. Long sleeper의 경우 정상적인 수면구조, 수면 생리, 수면 효율, 수면각성주기를 지니고 있다. 또한 수면의 질 저하나 주간 졸림, 각성 유지의 어려움 등의 증상 호소가 없다. DSM-5에 따르면 적어도 7시간 이상 수면을 취하였음에도 다음의 증상 중 적어도 한 가지 이상이 3개월 동안 일주일에 3일 이상 지속될 경우 과다수면장애(hypersomnolence disorder)를 진단할 수 있다. 기준이 되는 증상은 다음과 같다. 하루 중 여러 차례 잠을 자거나 잠에 빠지는 경향, 9시간 이상 잤음에도 피로가 회복되지 않는 수면, 갑자기 잠에서 깰 경우 이후 각성 상태를 유지하기 어려움 등이다(자세한 진단기준은 DSM-5를 참고하라).

3) 감별진단(Differential diagnosis)

과다수면이 나타날 경우 일차성 과다수면(primary hypersomnia) 외에도 다음과 같은 질환들을 감별하여야 한다. 질환별로 몇 가지 감별점을 소개하면 다음과 같다.

① Kleine-Levin syndrome

과다한 식사량과 성욕의 항진, 공격성과 탈억제 등의 증상이 동반된다.

② Menstrual-related hypersomnia

과다수면이 생리 시작 일주일 전 무렵부터 시작해 생리를 시작하면 호전된다.

③ 특발성 과다수면증(Idiopathic hypersomnia)

중추신경계의 문제로 증상이 발생한다. HLA-Cw(+)를 보이는 자가면역질환이 있거나 바이러스 감염(ex, 길랑-바레 증후군) 후에 나타난다.

④ 행동으로 유발된 잠부족 증후군(Behaviorally induced insufficient sleep syndrome)

실제 수면 시간이 부족하여 과다수면 및 졸림이 나타난다.

⑤ 내과적 질환 · 약물이나 물질 사용에 의한 과다수면증(Hypersomnia due to a Medical condition/due to drug or substance use)

다른 질환이나 약물, 물질 사용으로 인한 과다수면을 보일 경우 진단을 내린다.

4) 치료(Treatment)

수면이 불충분한 경우 수면 시간을 늘리고 규칙적인 수면을 취하는 것이 우선이다. 그러나 다른 원인이 있는 경우 약물 치료를 고려할 수 있다. 약물 치료는 modafinil과 같은 각성촉진제를 사용해 볼 수 있고 이것이 효과가 없을 경우 amphetamine 계열의 약물도 사용한다.

7. 기면병(Narcolepsy)

1) 임상양상(Clinical features)

기면병(narcolepsy)에서는 낮 시간에 과도한 졸림과 함께 갑자기 10~20분가량 지속되는 저항할 수 없는 수면에 빠지는 수면발작(sleep attack)이 특징으로 나타난다. 이러한 수면발작은 운동이나 식사, 운전이나 성교 중에도 나타날 수 있으며 사고의 위험성이 있다. 또한 각성 상태에서 렘수면이 갑작스럽게 나타나고 이에 따른 여러 부수적인 증상이 발생한다. 이러한 증상들에는 입면, 출면 환각(hypnagogic and hypnopompic hallucinations), 탈력발작(cataplexy), 그리고 수면마비(sleep paralysis)가 있다.

입면, 출면 환각은 환청, 환시가 모두 가능하며 1~2분 내에 완전히 정상으로 돌아오며 환자는 실제로는 아무것도 일어나지 않았다는 것을 인식한다. 탈력 발작은 양쪽 근육의 긴장도가 갑자기 소실되면서 턱이 떨어지거나 고개가 떨구어지고 다리에 힘이 빠지는 등의 증상이 나타난다. 지속시간은 수초에서 수분에 이르며 웃음 등의 감정적 유발 인자에 의하여 발생하기도 한다. 탈력 발작 시에 의식소실은 보통 동반되지 않으나 긴 지속시간을 지니는 탈력 발작의 경우 뇌파에서 렘수면의 소견이 관찰되기도 한다. 수면마비의 경우 주로 아침에 잠에서 깨어날 때 나타나는데, 환자는 깨어있고 의식이 있지만 어떤 근육도 전혀 움직일 수 없다.

2) 진단(Diagnosis)

DSM-5에 따르면 3개월 이상 일주일에 3일 이상 주간에 심한 졸림이 있고 다음 중 한 가지 이상의 증상을 보인다(자세한 진단기준은 DSM-5를 참고하라).

① 한 달에 적어도 몇 차례 이상 반복되는 탈력발작의 삽화

② 뇌척수액에서 hypocretin의 저하 소견(hypocretin-1 immunoreactivity value ≤110 pg/mL 혹은 정상인의 수치의 1/3 이하)

③ 야간수면다원검사에서 렘수면잠복기가 15분 이하, 혹은 다중수면잠복기검사(Multiple Sleep Latency Test, MSLT)상 평균수면잠복기가 8분 이하이고 SOREMP(sleep-onset REM period, REM latency가 15분 미만일 경우를 의미)가 2회 이상

진단기준에 따르면 임상적으로도 진단 가능하나 임상적인 양상만으로 기면병을 진단하는 것은 불확실한 경우가 많아 야간 수면다원검사(nocturnal polysomnography, nPSG)와 다중수면잠복기검사(multiple sleep latency test, MSLT)를 시행하게 된다.

3) 치료(Treatment)

기면병에 대한 완치 방법은 아직 없다. 그러나 증상에 대한 조절은 가능하다. 규칙적으로 낮잠을 자는 것이 도움이 되며 약물 치료 없이 이것만으로 증상이 조절되기도 한다. 약물을 사용할 경우 modafinil이 FDA 승인을 받았으며 수면발작을 줄이고 낮시간에 기능을 향상시킨다. 탈력 발작을 줄이기 위하여 SSRI, TCA 등을 사용할 수 있고 venlafaxine 등도 사용 가능하다.

8. 호흡-관련 수면장애(Breathing-related sleep disorders)

수면 중 호흡에 문제가 생기는 질환으로 DSM-5에서는 폐쇄성 수면무호흡증후군(obstructive sleep apnea hypopnea, OSA), 중추성 수면무호흡증후군(central sleep apnea), 수면관련 저환기증(sleep-related hypoventilation)의 세 가지 질환이 포함되나 여기서는 임상적으로 중요한 OSA에 대한 내용만을 다루고 나머지 두 질환에 대해서는 OSA와의 감별점만 언급하도록 하겠다.

1) 임상양상(Clinical features)

OSA에서는 수면 중에 상기도의 부분적인 폐쇄로 동맥혈 산소포화도가 감소하고 호흡의 회복을 위하여 잠깐 깨어나는 것이 특징이다. OSA가 있을 경우 불면이 생기거나 수면을 취하더라도 수면의 질이 떨어지고(non-refreshing sleep), 이로 인하여 주간졸림이 심해진다. 코골이가 동반되는 경우가 많고 중년 남성, 과체중, 작은 턱, 말단비대증, 갑상선기능저하증이 위험인자인데 이러한 경우 상기도가 좁아지기 때문이다. OSA로 인한 합병증으로 부정맥, 고혈압 등의 심혈관 질환이 발생하며 성욕 및 성기능 저하도 초래될 수 있다.

2) 진단(Diagnosis)

진단을 위해서 야간수면다원검사가 필수적이다. 수면다원검사상 코와 입에서 공기의 흐름이 10초 이상 완전히 중단되는 것을 무호흡(apnea) 삽화라고 정의하며 부분적으로 중단되는 것을 저호흡(hypopnea) 삽화라고 한다. 1시간 동안 무호흡 및 저호흡 삽화의 횟수를 무호흡-저호흡 지수(apnea hypopnea index, AHI)라고 한다.

DSM-5에 따르면 야간수면다원검사상 AHI가 5 이상이면서 코골이 등 수면 중 호흡장애가 관찰되거나 주간졸림과 피로 등의 증상이 보일 경우, 혹은 AHI가 15 이상일 경우 OSA 진단이 가능하다. 질환의 중증도는 AHI가 15 미만인 경우 mild, 15 이상 30 미만인 경우 moderate, 30 이상인 경우 severe로 정의한다(자세한 진단기준은 DSM-5를 참고하라).

3) 감별진단(Differential diagnosis)

(1) 중추성 수면무호흡증

호흡을 조절하는 중추신경계의 문제나 호흡근 등의 문제로 인하여 발생하여 기저 질환으로 심부전뇌졸중 등의 질환이 있는 환자에게서 발생할 수 있다. 야간수면다원 검사 소견은 OSA와 비슷하나 복부 · 흉부에서 호흡운동이 관찰되지 않는 것으로 감별할 수 있다.

(2) 수면관련 저환기증

수면 중에만 두드러진 무호흡 삽화가 없으면서도 호흡장애가 일어나 동맥혈 산소 포화도가 감소하는 특징을 보인다.

4) 치료(Treatment)

가장 효과적인 치료법은 지속적 상기도 양압술(continuous positive airway pressure, CPAP)이다. CPAP을 사용하게 될 경우 환자에게 적절한 압력을 결정하기 위하여 한 번 더 수면다원검사를 시행한다. 그 밖에도 체중 감량이 도움이 되며 수술 치료를 통하여 상기도의 폐쇄를 줄여주려는 목적으로 코 수술(nasal surgery), 기관절개술(tracheostomy, OSA에서는 tracheostomy라고 함), 구개인두성형술(uvulopalatoplasty) 등을 시행하기도 한다.

약물치료의 경우 SSRI를 사용하여 무호흡 삽화가 가장 자주 나타나는 렘수면 시간을 줄임으로 치료 효과가 나타나기도 한다. Theophylline도 무호흡 삽화를 줄여주나 수면의 질을 떨어뜨릴 수 있어 널리 사용되지는 않는다. OSA가 의심되거나 진단될 경우 술이나 벤조디아제핀과 같은 진정효과를 지닌 약물은 무호흡을 악화시키며 심하면 생명을 위협할 가능성도 있으므로 사용을 피해야 한다.

9. 일주기리듬 수면각성장애(Circadian rhythm sleep-wake disorders)

개인마다 수면각성주기(sleep-wake cycle)가 다르며 일주기리듬(circadian rhythm)의 차이가 있다. 그런데 직업 활동, 학업 등으로 인하여 개인의 일주기 리듬과 실제 생활에서의 수면 스케줄 차이가 발생할 경우 불면 등의 수면장애와 주간 졸림 등이 나타날 수 있다. 이러한 경우를 일주기리듬 수면각성장애(circadian rhythm sleep-wake disorder, CRSD)라고 한다.

1) 임상양상(Clinical features)

DSM-5에서는 CRSD를 총 6가지의 유형으로 나누고 있으며 각각의 특징적인 임상 양상은 다음과 같다.

① **수면위상 지연형**(delayed sleep phase type)

환자는 아침 시간에 피로하고 졸림을 느끼는 반면 야간에 상대적으로 각성 상태를 잘 유지한다. 흔히 '올빼미형', '저녁형 인간'이라고 표현하기도 한다.

② **수면위상 전진형**(advanced sleep phase type)

이른 아침에 더 잘 깨어 있고 저녁 시간에 피로와 졸음을 느끼며 흔히 '아침형 인간'으로 불리기도 한다.

③ **불규칙 수면-각성형**(irregular sleep-wake type)

수면각성주기가 일정하지 않고 와해되어 있다. 총수면시간은 정상인과 비슷하나 수면이 분절되어 있다. 야간에 불면을 호소하고 주간 졸림을 보인다.

④ **비-24시간 수면-각성형**(non-24-hour sleep-wake type)

24시간보다 길거나 짧은 일주기 리듬을 지니고 있으며 빛과 같은 일주기 리듬의 조절 인자를 통한 리듬의 재조정이 이루어지지 않는다. 시각장애인이나 외상성 뇌손상 환자에게 유병률이 높으며 입면이 어려운 불면을 호소하고 주간 졸림도 나타난다.

⑤ **교대근무형**(shift-work type)

교대근무자들에게 나타나며 불면 및 주간 졸림이 모두 나타난다.

⑥ **달리 분류되지 않은 하루주기 리듬장애**(unspecified type)

2) 진단(Diagnosis)

DSM-5에 따르면 생리적 일주기 리듬과 실제 생활에서 요구되는 수면-각성 스케줄과의 차이로 인하여 지속적이고 반복적으로 발생하는 수면 장애를 말한다. 이러한 수면 장애는 과도한 졸림이나 불면 혹은 둘 다를 유발하여야 한다(자세한 진단기준은 DSM-5를 참고하라). 진단에 도움을 줄 수 있는 검사로는 활동기록기(actigraphy)를 활용할 수 있으며 환자에게 수면일기(sleep diary)를 작성하게 하는 것도 도움이 된다.

3) 치료(Treatment)

CRSD의 치료는 일차적으로 개인의 일주기 리듬을 원하는 수면-각성의 스케줄에 맞도록 변경시키는 것이다. 일주기 리듬의 조절을 위하여 점진적으로 늦게 자고 늦게 일어나는 방식으로 수면 위상(sleep phase)을 늦추는 생체시간치료(chronotherapy)를 사용하기도 한다. 최근에 더 각광받는 치료법은 광치료(light therapy)이다. 10,000 lux 이상의 강한 빛을 쪼여 일주기 리듬을 변화시킨다. 아침에 광치료를 시행할 경우 수면 위상(sleep phase)이 앞당겨지고 저녁에 시행하면 늦추어지게 된다.

약물 치료로는 melatonin 제제 등을 사용할 수 있다. 이러한 제제들은 수면을 촉진하고 일주기 리듬을 조절하는 기능을 가진다. 그러나 CRSD의 치료에서 유일한 FDA 승인 약물은 modafinil로 CRSD에서 나타나는 주간 졸림을 치료하는 데 쓰인다.

10. 사건수면(Parasomnias)

사건수면(parasomnia)은 수면의 부분적인 각성상태와 관련된 질환으로 여겨지며 수면 중에 나타나는 비정상적인 생리적 변화 및 행동 양상을 일컫는다. 사건수면은 주로 렘수면에서 발생하는 경우와 비렘수면에서 발생하는 경우로 나누어 볼 수 있다. DSM-5에서는 사건수면을 각성장애(NREM sleep arousal disorders), 렘수면 관련 행동장애(REM sleep behavior disorders), 악몽(nightmare disorder)의 세 가지 유형으로 분류하고 있다.

1) 비렘수면 각성장애(NREM sleep arousal disorder)

(1) 임상양상(clinical features)

각성장애(NREM sleep arousal disorder)는 크게 두 가지 임상 양상으로 나타난다. 하나는 수면보행증형(sleepwalking type)이며 다른 하나는 야경증형(sleep terror type)이다. DSM-IV에서는 이 두 가지가 각각 독립된 질환으로 진단되었으나 DSM-5에서는 통합되어 두 가지 임상 양상 중 하나라도 보이면 비렘수면 각성장애(NREM sleep arousal disorder)로 진단하도록 개정되었다.

① 수면보행증(sleepwalking)

잠에서 완전히 깨지 않은 상태로 침대에서 일어나 돌아다니고 옷을 입고, 화장실을 가거나 심지어 운전을 하기도 한다. 흔히 이러한 행동을 나중에 기억하지 못하며 somnambulism이라고 불리기도 한다. 심한 피로나 수면 박탈, 혹은 서파수면의 문제 시 많이 발생한다. 증상을 보일 때 환자를 깨우면 일시적으로 혼란스러운 상태를 보이며 폭력적인 행동을 할 수도 있기 때문에 환자를 깨우기보다는 천천히 다시 자러 들어가게끔 유도하는 것이 바람직하다. 가족성 경향이 있고 어른에게는 거의 없으나 아이들에게 흔하다. 4~8세 사이에 가장 유병률이 높다.

수면보행증(sleepwalking) 시 특별한 임상 양상으로 수면관련 식이(sleep-related eating)와 성수면(sexsomnia)이 있는데, 두 경우 모두 환자는 의식이 완전히 돌아오지 않은 상태에서 행동이 이루어지며 이후 이를 기억하지 못한다.

② 야경증(sleep terror)

야경증(sleep terror)은 수면 초기에 나타나는 깊은 수면인 비렘수면에서 깨어날 경우 발생한다. 갑작스러운 각성과 함께 강렬한 공포감을 경험하는 것이 특징이다. 이때 환자는 소리를 지르거나 울고 공황 상태와 비슷한 심한 불안을 느끼기도 한다. 지남력 상실이나 혼란스러운 상태를 보이나 대개 다시 잠들고 기억하지 못한다. 수면보행증(sleepwalking)을 동반하기도 하며 야경증(sleep terror)과 수면보행증(sleepwalking)은 비슷한 수면다원검사 소견을 보인다. 야뇨증(enuresis)과 관련이 있고 가족성이 있으며 남아에게 많다. 악몽(nightmare)과는 관련이 없다. 청소년기, 초기 성인기에 나타날 때에는 측두엽의 이상 등 신경학적 문제와 연관성이 있을 수도 있다. 수면 박탈이나 열, 중추신경 억제제의 중단으로 인한 금단으로 악화될 수 있다.

(2) 진단(diagnosis)

DSM-5에 따르면 초기 1/3 수면 시기 중에 반복되는 불완전한 각성이 수면보행증(sleepwalking) 혹은 야경증(sleep terror)을 동반하며 꿈이나 이와 관련된 기억이 없을 때 진단할 수 있다. 수면보행증형(sleepwalking type)과 야경증형(sleep terror type)으로 나눌 수 있다(자세한 진단기준은 DSM-5를 참고하라).

(3) 치료(treatment)

수면보행증(sleepwalking)의 경우 주로 환자와 보호자를 교육하고 안심시키는 것으로 이루어진다. 전형적인 경우에는 치료가 거의 필요하지 않다. 다만 증상이 심한 경우 벤조디아제핀을 사용하여 서파수면을 감소시키기도 한다. 최근 zolpidem 사용과 관련된 수면보행증(sleepwalking), 특히 수면관련 식이(sleep-related eating)가 보고되어 주의가 필요하다.

야경증(sleep terror)은 대개 치료가 필요 없으나 스트레스와 관련성이 있어서 가족 내 스트레스 관리 및 필요 시 개인 혹은 가족치료가 필요할 수 있다. 또한 소량의 diazepam을 취침 전에 복용하면 도움된다. 규칙적인 수면 습관도 중요하다.

2) 렘수면행동장애(REM sleep behavior disorder, RBD)

(1) 임상양상(clinical features)

환자는 꿈에서 하는 행동을 실제 자면서 행동으로 옮긴다. 렘수면에서 정상적으로 보이는 근긴장소실(muscle atonia)이 나타나지 않아서 발생하는 것으로 알려져 있고 파킨슨병의 초기 증상으로도 나타날 수 있다. 때리고 발로 차는 등의 폭력적인 행동이 나타나거나 침대 밖으로 달려나가는 등 과격한 행동을 보이기도 하여 환자 본인은 물론 같이 자는 사람에게도 상해를 입힐 위험성이 있다.

(2) 진단(diagnosis)

DSM-5에 따르면 반복적으로 말이나 복잡한 행동을 보이고 이러한 행동이 렘수면이 나타나는 수면 후 90분이 지난 이후, 특히 수면 후반기에 많이 발생한다. 환자가 증상을 보일 때 깨우면 완전한 각성이 이루어지며, 다음 두 가지 조건 중 한 가지 이상을 만족시킬 때 진단할 수 있다(자세한 진단기준은 DSM-5를 참고하라).

① 야간수면다원검사상 렘수면 시 근긴장소실(atonia)이 없는 경우
② RBD를 시사하는 병력 혹은 synucleinopathy 진단 받은 경우(예, 파킨슨 병)

(3) 치료(treatment)

약물 치료가 필수이며 clonazepam 0.5~2 mg을 자기 전에 복용하는 것으로 비교적 잘 조절된다. Carbamazepine을 100 mg tid로 복용하는 것도 효과적이다.

3) 악몽(Nightmare disorder)

(1) 임상양상(clinical features)

항상 렘수면 시기에 발생한다. 성인의 약 50%가 종종 악몽을 경험한다. 간혹 평생 악몽에 시달리는 경우도 있으나 대체로 병이나 스트레스가 있을 때 악화된다. 일반적인 속설과 달리 악몽 시 깨워도 해는 없다.

(2) 진단(diagnosis)

DSM-5에 따르면 반복적으로 길고 극도로 불쾌하고 선명히 기억되는 꿈이 수면 후반부에 나타나며 불쾌한 꿈에서 깨어났을 때 지남력이 온전하고 또렷한 정신 상태를 유지하는 경우에 진단할 수 있다(자세한 진단기준은 DSM-5를 참고하라).

(3) 치료(treatment)

치료는 대개 필요하지 않으나 증상이 심할 경우 렘수면을 억제하는 SSRI, TCA, 벤조디아제핀 등이 쓰인다. 혹은 terazosin과 같은 alpha-1 길항제를 사용해 볼 수도 있다.

4) 하지불안 증후군(Restless legs syndrome, RLS)

(1) 임상양상(clinical features)

환자는 앉거나 누워 있을 때 주로 다리 부위에 무언가 기어가는 듯한 감각을 호소한다. 통증은 흔하지 않으며 수면에 방해가 되고 중년에 가장 많이 나타나며 여성이 남성에 비해 2배 정도 많이 나타난다. 유병률은 대략 5~10% 정도이다. 움직이거나 마사지를 하면 증상이 호전된다. 50% 정도는 팔에도 이환된다. 다음은 RLS의 주요 네 가지 특징이다.

URGE = **U**rge to move, **R**est induced, **G**ets better with activity, **E**vening and night worse

일차성 RLS 이외에 이차성 RLS의 원인으로는 철분 결핍(iron deficiency), 임신, 당뇨성 신경병증(neuropahty), 신부전, 파킨슨병 등이 있다.

(2) 진단(diagnosis)

Revised International Restless Legs Syndrome Study Group(IRLSSG) diagnostic criteria(2012)에 따르면 다음의 5가지 기준을 모두 만족할 경우 RLS를 진단할 수 있다(DSM-5도 거의 동일하다).

① 다리를 움직이고 싶은 충동이 있다. 이러한 충동은 항상은 아니지만 대체로 다리의 불편하고 불쾌한 감각과 동반되거나 이러한 감각으로 인하여 생긴 것으로 느껴진다.
② 다리를 움직이고 싶은 충동과 이에 동반되는 불쾌한 감각이 쉬거나 움직이지 않을 때 시작되거나 악화된다.
③ 다리를 움직이고 싶은 충동과 이에 동반되는 불쾌한 감각이 움직임에 의해 부분적 혹은 완전히 호전된다.
④ 다리를 움직이고 싶은 충동과 이에 동반되는 불쾌한 감각이 밤이나 저녁에 악화된다.
⑤ 위에 열거한 특성이 온전히 다른 의학적 상태나 행동 상태에 기인하는 것이 아니다.

(3) 치료(treatment)

약물 치료로는 ropinirole과 pramipexole이 FDA 승인을 받은 치료제이다. 이외에도 gabapentin, pregabalin, opiate, benzodiazepine 등을 사용해 볼 수 있다. 비약물 치료로는 자기 전 금주, 이환된 부위 마사지, 따뜻한 목욕, 가벼운 운동 등이 도움이 된다.

혈액검사상 ferritin level이 45~50 mcg 이하로 낮거나 iron saturation인 20% 이하인 경우에는 철분보충을 고려해야 한다.

5) 주기성 사지 운동장애(Periodic limb movement disorder, PLMD)

(1) 임상양상(clinical features)

빠르고 전형적이며 반복적인 사지, 주로 다리 근육의 수축이 나타난다. 이는 주로 비렘수면 중에 나타나며 엄지 발가락 근육의 긴장을 동반한다. 발목이나 무릎, 고관절의 부분적인 굴곡도 나타날 수 있다. 환자는 보통 인지하지 못하나 이러한 다리의 움직임으로 인하여 자주 깨고 수면에 장애가 생긴다. 나이가 들면서 빈도가 증가하고 엽산 결핍, 신장 질환, 빈혈 등과 연관성이 있다. 또한 항우울제의 사용이 증상을 악화시키기도 한다.

(2) 진단(diagnosis)

RLS와 달리 수면다원검사를 시행하여야 진단이 가능하며 1시간 동안의 주기성 사지 운동의 횟수를 나타내는 주기성 사지 운동지수(periodic limb movement index, PLMI)가 15를 초과해야 한다. 또한 이로 인해 수면 문제가 발생하여야 하며 이외의 수면질환이 없어야 진단이 가능하다.

(3) 치료(treatment)

RLS의 치료와 동일하다.

11. 수면에 대한 평가

1) 수면다원검사(Polysomnography, PSG)

수면에 대한 포괄적인 관찰(monitoring)이 가능한 검사로 여러 channel에서 얻은 다양한 정보들을 취합하여 판독한다.

EEG, EOG, chin EMG, ECG, air flow, snoring, respiratory effort, SpO2, leg EMG 등의 channel을 사용한다.

(1) 적응증(Indication)

① 호흡-관련 수면장애(Breathing-related sleep disorder) (OSA, CSA)가 의심될 때 진단을 위해

② 첫 PSG에서 정상소견이어도 OSA가 강력하게 의심될 때는 반복하여 검사할 수 있다.

③ 기면병이 의심되는 경우 MSLT 검사 전날 PSG를 시행한다.

④ PLMD가 의심될 때(하지만 RLS로 진단이 가능한 경우에는 PSG는 시행하지 않는다.)

⑤ Complicated parasomnia에 대한 평가를 위해 시행한다.

⑥ 호흡-관련 수면장애(Breathing-related sleep disorder)로 진단되고 CPAP titration을 위해 시행한다.

(2) 적응증이 아닌 경우(PSG NOT indicated)

① CPAP 치료 중 routine f/u으로는 시행하지 않는다.

② 천식이나 만성 폐질환의 평가로는 시행하지 않는다.

③ 일차적인 불면증이 의심되는 경우에는 시행하지 않는다.

④ Uncomplicated parasomnia에서는 시행하지 않는다.

⑤ 일주기리듬 수면각성장애(circadian rhythm sleep-wake disorder)의 평가에는 시행하지 않는다.

(3) 수면다원검사 해석

① 총기록시간(total recording time, TRT) : 검사 시작하여 불을 끈 시각부터 종료하여 불을 켠 시각까지

② 총수면시간(total sleep time, TST) : Stage N1, N2, N3, R의 시간을 모두 합한 시간

③ 수면 효율(sleep efficiency, SE) : = TST/TRT × 100(%)
④ 수면잠복기(sleep latency, SL) : 불을 끈 시각부터 첫 번째 아무 수면단계가 나타날 때까지의 시간
⑤ 렘수면 잠복기(REM latency) : 첫 번째 아무 수면단계가 나타난 시점부터 첫 stage R이 나타날 때까지의 시간
⑥ 수면 시작 이후 각성시간(Wake after sleep onset, WASO) : 수면 시작(sleep onset) 이후의 stage W의 총시간

2) 다중수면잠복기검사(Multiple Sleep Latency Test, MSLT)

PSG와 동일한 검사장비를 사용하여 낮 동안 2시간 간격으로 20분 동안 5번의 낮잠을 자게 하여 얼마만큼 빨리 잠이 드는지를 평가함. 보통 기면병 진단을 위해 검사하며 평균수면잠복기가 8분 이하이고 렘수면잠복기가 15분 미만으로 나타나는 SOREMP(sleep-onset REM period)가 2회 이상 나타나면 기면병으로 진단할 수 있다.

3) 활동기록기[액티그래피(Actigraphy)]

손목시계 형태의 휴대용 장치(portable device)로 일정 기간 동안의 활동도를 측정하여 수면-각성 패턴을 계산한다. 보통 1~2주 정도 착용하며 수면일기를 같이 작성하게 하여 일주기리듬 수면각성장애(circadian rhythm sleep-wake disorder)를 평가하는 데 도움을 준다.

(1) 적응증(Indication)
① 정상인의 수면각성 패턴(sleep-wake pattern) 평가를 위해
② 하루주기리듬 수면장애(circadian rhythm sleep disorder) 평가를 위해
③ 불면증(insomnia), 우울증에 동반된 불면증(insomnia with depression) 환자의 수면 문제의 특징을 관찰하기 위해
④ 일주기리듬 수면각성장애(circadian rhythm sleep-wake disorder)나 불면증(insomnia)의 치료평가를 위해

4) 수면일기(Sleep diary)

보통 1~2주 정도의 기간 동안 수면에 빠지게 되는 시각, 수면에서 깨어난 시각, 야간 각성, 낮잠 등을 기록하게 하여 불면증이나 일주기리듬 수면각성장애(circadian rhythm sleep-wake disorder)의 패턴을 평가할 수 있다.

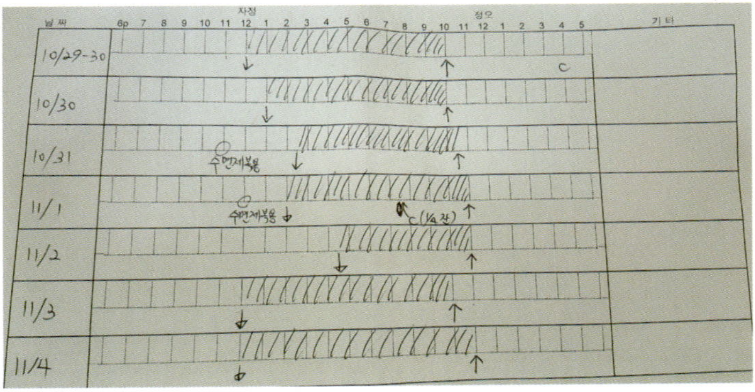

그림 1. 수면일기

5) 수면설문지

(1) Epworth Sleepiness Scale(ESS)

주간 졸림증 여부를 평가하는 설문지로 8가지 상황에서 수면에 빠지는 것에 대해 0점에서 3점까지 배점을 가지고 최대 24점을 기준으로 점수를 매긴다. 10점 이상인 경우 유의한 주간 졸림증을 고려할 수 있다.

(2) Pittsburgh Sleep Quality Index(PSQI)

수면의 질을 평가하기 위한 척도로 주관적 수면의 질, 수면잠복, 수면시간, 습관적 수면효과, 수면방해요인, 수면제, 낮 시간 기능장애 등 7가지 영역에 대한 평가를 한다. 채점은 따로 계산하여야 하며 총점 5점을 초과하는 경우 수면의 질이 나쁘거나 수면장애 가능성이 높다고 할 수 있다.

(3) Berlin Questionnaire

베를린 설문은 코골이와 목격된 무호흡, 낮 동안의 졸림 및 피곤함의 정도, 고혈압·비만의 유무와 관련한 질문으로 이루어져 있다. 3개의 카테고리, 10개의 문항으로 이루어지며 첫 번째 카테고리는 코골이와 수면 중 무호흡에 관한 5개의 문항으로 점수가 2점 이상이면 양성으로 판단한다.

두 번째 카테고리는 낮 동안의 졸림 및 피곤함의 정도에 관한 4개의 문항으로 역시 점수가 2점 이상이면 양성으로 판단한다. 세 번째 카테고리는 고혈압을 진단 받았는지 혹은 체질량 지수가 30 kg/m^2 이상인지를 묻고 있으며 둘 중 하나만 해당되면 양성으로 판단한다. 이러한 3개의 카테고리 중 2개 이상에서 양성을 보일 때 폐쇄성수면무호흡의 고위험군으로 판정하게 된다.

(4) 혈액검사

수면장애가 의심되는 환자의 혈액검사는 기본혈액검사를 시행하고 갑상선기능검사도 같이 시행한다. 그리고 이차성 하지불안증후군을 확인하기 위하여 iron panel, ferritin, folate level을 측정한다. 혈액검사상 ferritin level이 45~50 mcg 이하로 낮거나 iron saturation인 20% 이하인 경우에는 철분보충을 고려해야 한다.

VII. 외상 후 스트레스 장애 및 통증

1. 외상 후 스트레스 장애(Post-traumatic Stress Disorder, PTSD)

1) 임상양상(Clinical features)

외상성 사건(traumatic life events)에 노출된 이후에 공포, 무력감, 재경험, 회피 등 여러 가지 증상들이 나타난다. 외상성 사건의 노출에 따르는 심리적 고통은 매우 다양하다. 불안 또는 공포 관련 증상보다 무쾌감, 불쾌감, 화와 공격성의 외현화 또는 해리 증상이 임상적으로 두드러지는 특징을 보인다. PTSD는 DSM-IV에서 불안장애(anxiety disorder)에 속했으나, DSM-5에서 Trauma- and Stressor-related disorder라는 새로운 분류가 마련되었다.

증상은 대개 외상 첫 3개월 내에 시작하는데, 진단 기준을 충족하기 전 수개월에서 수년 정도의 지연이 있을 수 있다. 치료 받지 않을 경우 30%에서 완전히 회복되고, 40%에서 경미한 증상, 20%에서는 중등도의 증상이 지속되며, 10%에서는 변화가 없거나 악화된다. 비슷한 수준의 외상성 사건에 노출되더라도 PTSD로 발전할 가능성은 문화적 집단에 걸쳐 다양할 수 있다. 강간, 군사적 전투와 감금, 민족적 · 정치적 동기로 인한 억류와 학살의 생존자에서는 발병률이 높다(1/3에서 1/2 이상).

2) 진단(Diagnosis)

외상성 사건에 노출되고 PTSD의 주요증상이 1개월 이상 지속될 경우 PTSD로 진단내릴 수 있다. 주요 증상이 3일 이상 지속되고 1개월 이내일 경우에는 acute stress disorder로 진단한다. 외상성 사건(트라우마)은 죽을뻔한 경험이나 죽음에 대한 위협, 심한 부상, 성폭력 등에 노출되는 것이다. 진단 기준에서 의미하는 외상성 사건의 노출은 사건을 직접 경험하는 것뿐만 아니라 목격하거나 가족이나 친한 친구에게 일어난 것을 알게 되었을 때, 혹은 외상성 사건의 세부적인 사항에 지나치게 노출되는 것도 포함된다. 주요 증상은 침습적 생각, 회피, 기분과 인지의 부정적인 변화, 과각성 등 네 가지 카테고리로 나뉜다(자세한 진단기준은 DSM-5 참고하라).

우울증, 물질관련장애, 불안장애, 양극성장애 등의 공존질환이 환자의 2/3에서 나타나서 공존 질환의 확인 및 치료가 중요하다. 평가 시에 우울, 물질남용 등에 대해서 반드시 확인해야 한다.

위험인자에는 소아기 외상 경험, 경계성, 편집성, 의존성, 반사회성 성격 특성, 불충분한 지지체계, 여성, 정신 질환에 대한 유전적 취약성, 최근 스트레스를 유발하는 삶의 변화, 최근 과도한 음주, 낮은 병전지능, 외상 후 해리, 재난에 노출된 정도 등이 있다.

3) 치료(Treatment)

외상성 사건에 노출된 환자에 대해 접근할 때에는 우선 안전과 지지를 제공하는 것이 가장 중요하다. 사건에 대해서 논의하도록 격려하지만, 환자의 상태에 따라 조심스럽게 접근해야 한다. 환자의 상태와 선호도 등을 고려하여 대처 기제와 전략에 대해서 교육한다. 과각성과 불면이 심할 경우에는 진정제, 수면제 등이 도움될 수 있다. PTSD나 정신질환에 대한 편견을 줄이도록 접근해야 하며, 사회적 지지자원을 활용하여 지지를 제공하는 것도 고려한다.

- PTSD의 치료에서 약물단독, 정신치료단독, 약물과 정신치료의 동시 병합, 점차적 병합 중에서 어떤 것이 나은지는 아직 밝혀지지 않았다. 외상의 종류에 따라 약물에 대한 반응이 다르다는 보고가 있어 연구가 더 필요하다.
- 약물 치료의 일차치료제로 SSRIs(sertraline, fluoxetine, paroxetine), SNRI (venlafaxine)가 사용되고 imipramine, amitriptyline도 효과 있다는 연구가 있다. Trazodone, anticonvulsant(carbamazepine, valproate)도 유용할 수 있고, Adrenergic blockers(clonidine & propranolol)도 사용된다. Antipsychotics는 효과 있다는 자료가 없어 심한 aggression, agitation의 short-term control에서만 사용한다. Benzodiazepine은 초기부터 쓰면 PTSD 발생을 악화시킬 수도 있고 extinction-based psychotherapy에 방해될 수도 있어 피하는 것이 좋다. 약물을 사용할 경우 최소 8주는 사용하고 효과 있는 경우 최소한 1년 이상 유지하는 것이 좋다. 약물치료는 우울, 불안, 과각성 증상에 보다 효과적이고 회피 · 부정 · 감정둔마에는 효과가 떨어진다.
- 정신치료는 예방과 치료 모두에 효과적이다. 과거에 널리 쓰인 치명적 사건 스트레스 경험 보고(critical incident stress debriefing, CISD)는 효과가 없는 것으로 알려져 더 이상 추천되지 않는다. 외상 초점 인지행동치료(trauma-focused CBT)에 지속노출치료(prolonged exposure therapy)와 인지처리치료(cognitive processing therapy)가 있다. 지속노출치료는 외상성 기억에 대해 반복적인 이미지 노출 및 실제 노출로 구성된다. 인지처리치료는 역기능적 인지적 신념과 자기 비난, 죄책감 등을 다룬다. 이외에 안구운동 민감 소실 및 재처리 요법(eye movement desensitization and reprocessing, EMDR), 마음챙김치료, 수용치료 등도 사용된다.

2. 신체증상장애(Somatic symptom disorder)

신체증상관련 질환은 DSM-5에서 가장 큰 변화가 있는 카테고리이다. DSM-IV에서 신체형장애(somatoform disorders) 카테고리가 신체증상 및 관련장애(somatic symptom and related disorders) 카테고리로 명칭이 변경되고, 하위 진단으로 신체증상장애, 질병불안장애(illness anxiety disorder), 전환장애(conversion disorder), 허위성 장애(factitious disorder)가 포함되었다. 신체추형장애(body dysmorphic disorder)는 새로 마련된 OCD and related disorders 카테고리로 편입되었다. 신체증상장애는 DSM-IV에서 신체화 장애(somatization disorder), 미분화된 신체형장애(undifferentiated somatoform disorder), 동통장애(pain disorder), 건강염려증(hypochondriasis)의 일부를 포함하는 새로운 진단명이다. 질병불안장애는 건강염려증을 잇는 새로운 진단명이다. 전환장애는 DSM-5에서도 명칭이 변경되지 않았다.

1) 임상양상(Clinical features)

주로 신체 증상과 그 심각성에 초점이 맞추어져 있고, 질병에 대한 높은 수준의 걱정이 동반된다. 아직 발견되지는 않았으나 심각한 질병이 있을 것이라는 믿음이 지속된다. 통증이 주 증상인 경우 통증에 모든 불행의 원인을 돌리고 어떠한 정서적 불쾌감도 부인하기도 한다. 무력증, 무쾌감증, 리비도 감소 등의 우울 증상이 흔히 보인다. 일부 환자에게 지속적인 통증은 병전의 성격적 특질을 활성화시키는 등 심리사회적 요인이 관여된다. 결과적으로 통증에 대해 집착, 사고방식, 기분, 대체능력, 성격에도 변화를 가져오고 흥미가 제한되며 사회적 · 대인관계에서의 기능이 저하될 수 있다.

2) 진단(Diagnosis)

신체증상장애는 심각한 고통이나 일상에 장애를 일으키는 하나 이상의 신체증상과 하나 이상의 이상질병행동(증상에 대한 지속적인 생각이나 불안, 과도한 에너지 소비 등)이 있으면 진단이 가능하다(자세한 내용은 DSM-5를 참고하시오).

기존진단 체계와 달리 DSM-5에서는 신체증상에 심리 요인이 관여하는지 의학적으로 설명되지 않는다는 점을 판단할 필요가 없고, 증상이 부적절하거나 지나치다고 판단할 필요가 없다. 의학적으로 설명할 수 없는 신체 증상의 존재만으로 진단을 내릴 수 없고, 증상들은 다른 의학적 상태와 연관될 수도 있고 되지 않을 수도 있다. 신체증상장애와 함께 의학적 질병을 진단내릴 수 있으며, 흔히 동반된다. 예를 들어 합병증 없는 심근경색 후에 신체증상장애의 증상이 심각하게 나타날 수 있으며, 이는 심근경색 자체가 어느 장애도 초래하지 않았더라도 나타날 수 있다. 흔한 공존 정신질환으로 우울증, 불안장애, 약물남용 등이 있다. 동통 장애의 경우 우울증이 흔히 동반되어, 25~50%에서 주요우울증이 60~100%에서 우울증상이나 기분부전증이 나타난다.

3) 치료(Treatment)

치료의 목표는 완치보다 재활에 중점을 두는 것이 좋고, 치료 초기에 치료적 관계의 형성이 중요하다. 치료적 관계를 잘 형성하기 위해서는 의뢰 초기에 정신과 의뢰에 대한 두려움을 이해하고 다루어주는 것이 좋다. 환자의 증상과 고통을 상상 속의 고통이 아니라 실재하는 것으로 인정하되, 환자가 갖고 있는 몸 · 마음의 이분법을 다루고 통합적인 관점을 가질 수 있도록 도와준다. 비현실적인 기대가 아닌 현실적인 목표와 희망을 가질 수 있도록, 증상의 제거보다 증상의 완화 및 기능 호전에 둘 수 있도록 환자와 함께 목표를 수립한다. 또한 동반한 공존질환(우울, 불면, 중독) 등의 문제를 적극적으로 치료한다. 환자에게 평가 및 치료 계획을 설명하고 동의를 구한다. 신체 증상에 대한 걱정으로 여러 병원이나 의사를 찾아다니는 경우가 많아서 정기적으로 만나서 신체 상태를 확인하되, 불필요하다고 판단되는 검사는 피하도록 한다. 신체 증상에 대한 심리적인 원인을 강조하는 것은 치료에 도움되지 않는 경우가 많다. 점진적으로 기능 회복을 꾀할 수 있도록 치료를 진행한다.

(1) 약물치료

특히 동반된 우울장애나 불안장애가 있을 때 도움이 된다.

• 항우울제

항우울제와는 독립적으로 진통효과가 있으며 항우울 효과보다 빨리, 저용량에서 효과를 보인다. Neuropathy, headache, orofacial pain, fibromyalgia, functional GI disorder에서 효과가 있다고 보고되었다. TCA는 진통효과 보고는 많으나 부작용 때문에 사용에 제한이 있다. SNRI(venlafaxine, duloxetine)가 SSRI보다 통증에 대한 효과가 좋다.

• Anticonvulsant : Neuropathic pain, migraine 등에 효과가 있다는 보고가 있다.
• Benzodiazepines : muscle spasm, phantom limb pain, RLS, tension headache 등에 단기적으로 사용하기도 하나 장기 사용 시 남용 및 secondary depression 등 문제가 생길 수 있다.
• Stimulants : opioid와 같이 사용할 경우 진통효과 향상과 졸림, 인지저하 등의 부작용을 감소시킬 수 있다.
• 진통제 : NSAIDs, acetaminophen, opioid, tramadol 등이 사용된다.

(2) 정신치료

Group psychotherapy, CBT, individual insight-oriented psychotherapy, hypnosis가 도움되기도 한다. 만약 장애가 상황적인 조건에서 일과성으로 발생한 것이라면, 임상가는 환자가 질병 행동과 환자 역할로 문제를 해결하려는 것을 강화하지 않으면서도 스트레스를 극복할 수 있도록 도와주어야 한다.

VIII. 소아청소년기 정신질환

1. 주의력결핍 과잉행동장애(Attention Deficit Hyperactivity Disorders, ADHD)

1) 역학(Epidemiology)

- 3~7% of prepubertal elementary school children
- boy : girl = 2:1~9:1

2) 임상양상(Clinical features)

- 영아기(Infancy) : 자극에 예민하고, 소리 · 빛 · 온도, 다른 환경 변화에 쉽게 예민해지는 모습, 많이 울고, 아기침대에서 많이 움직이고, 잠을 적게 자는 편이다. 드물기는 하지만 정반대로 축 처지고 잠을 많이 자고 첫 몇 개월 동안 발달이 느린 것처럼 보이는 경우도 있다.
- 학령전기(Preschooler) : 걷는 대신 뛰어다니고, 넘어지고 다치는 일이 많다. 혼자서 잘 놀지 못하고, 또래와 잘 놀지 못 한다. 특별히 화낼 이유가 없는데 다른 아이를 때리거나 장난감을 뺏는다.
- 학령기(In school) : 문제를 빨리 풀지만 첫 2문제에만 답하기도 한다. 자기차례를 기다리는 것이 어렵고, 다른 사람보다 먼저 반응, 다른 사람의 집중을 방해한다. 사소한 자극에 과민하고(irritable), 폭발적인(explosive) 경향을 보인다. 정서적으로 불안정하고(emotionally labile) 쉽게 우는 모습을 보인다. 행동과 기분을 예측하기가 힘들고, 충동적이고 욕구지연이 어렵다.
- 동반되는 정서적 어려움(Concomitant emotional difficulties) : 나이가 들어도 다른 애들처럼 산만한 행동을 버리지 못하기 때문에 부모들이 불만스러워 하게 되고, 아이를 혼내게 된다. 결과적으로 부정적인 자기개념(self-concept) 및 반응적 적개심(reactive hostility)이 생겨나게 되고, 자신이 문제가 있다는 것을 알게 된다.
- 약 75%에서는 공격(aggression) 및 반항(defiance)의 행동증상을 보인다.
- 학교에서의 문제(School difficulties) : 동반된 학습장애(learning disorder)와 주의산만(distractibility) & 집중수준의 변동(fluctuating attention)

3) 진단(Diagnosis)

- 진단은 면담 및 직접적인 행동 관찰, 평가 도구 및 설문지, 심리학적 검사를 통해 이루어진다.
- 평가 도구 : ADHD rating scale, 코너스 평가 척도
- 심리검사(Psychometry)

① 지속수행검사(continuous performance test)를 시행하여 주의력 문제를 확인해 볼 수 있다.

주의력 저하(poor attention) – errors of omission(반응해야 할 때를 놓침)
충동성(impulsivity) – errors of commission(반응해야 할 때가 되기도 전에 눌러버림)
반응시간 변이성(reaction time variability) – ADHD 환아의 경우 주의력의 기복이 있기 때문에 반응하는 속도가 일정하지 않아 RTV가 커진다.

② 지능검사 : 지능이 낮은 경우 수업시간에 이해를 못해서 집중 못하는 것처럼 보일 수 있으므로 지적 장애가 있는지 배제해야 함. 단 지적 장애만 있으면서 ADHD가 동반되어 있을 수도 있다.

③ 전두엽기능검사 : 실행기능 저하(poor executive function)가 동반된다.

4) 감별진단(Differential diagnosis)

- Temperamental constellation : 3세 이전에는 정상적으로 신경계의 발달이 미숙하므로 산만하고 과잉 행동으로 보이더라도 ADHD와의 감별이 어렵고, 잘 진단하지 않는다.
- 불안(Anxiety) : ADHD에 이차적으로 불안이 동반될 수도 있고, 불안 그 자체가 과행동성(overactivity)과 쉬운 주의산만(easy distractibility)으로 나타나는 경우도 있다.
- 우울(Depression) : ADHD에 이차적으로 depression이 있을 수 있다. 일차성 우울증(primary depression)의 경우 주로 저활동성(hypoactivity)과 위축 증상(withdrawal symptom)으로 나타난다.
- 학습장애(learning disorder), 적대적 반항장애(oppositional defiant disorder, ODD), 품행장애(Conduct disorder) : 종종 공존하고, 특히 ODD가 그렇다. ODD가 동반된 ADHD 환아들은 치료자가 부모와 대화하는 것을 방해하려 하고, 반항적인 태도를 취한다.
- 양극성장애(bipolar disorder) : 과도한 발화(excessive verbalization), 운동성 과잉행동성(motoric hyperactivity), 높은 수준의 주의산만(high levels of distractibility) 등의 core feature가 ADHD와 비슷하나 〈표 13〉과 같은 차이가 있다.

표 13. Differentiating ADHD from bipolar affective disorder [2013]

ADHD	Shared characteristics	Bipolar affective disorder
Family history of ADHD Younger age at onset Sustained clinical course	Distractibility Impulsivity Hyperactivity Mood swings Irritability	Grandiosity Decreased need for sleep Elevated mood Family history of bipolar disorder Episodic clinical course

5) 경과 및 예후(Course and Prognosis)

- 약 50%가 청소년이나 성인까지 지속됨. 나머지 50%는 사춘기나 초기 성년기에 소실됨.
- 과행동성이 보통 먼저 없어지고 주의산만은 나중에 없어진다.
- 증상소실(remission) 시기 : 보통 12세 전에는 드물고, 주로 12~20세에 일어난다.
- 대부분은 부분적으로 증상이 소실되며 반사회적 행동(antisocial behavior), 물질사용장애(substance use disorder)와 기분장애(mood disorder)에 취약하다.
- 대개 과잉행동성(hyperactivity)은 감소하나 충동적이며 사고경향성(accident-prone)이 남는다.

6) 치료(Treatment)

- 약물치료 : 약물치료가 ADHD의 첫단계 치료이다.
- 일차적 선택 : 중추신경자극제(CNS stimulant)

① Methylphenidate : Concerta, Metadate CD

부작용 : 식욕감소, 불면, 두통, 복통, 구역, rebound effect(끊었을 때, 약물농도가 감소하는 시점에서 자극과민, 과잉행동), 일부에서 motor tics를 악화, 성장저하는 식욕저하로 성장이 줄어들지 않을까 의심되었으나 큰 문제가 되지 않는다는 것이 현재 연구 결과이다.

② Dextroamphetamine

methylphenidate는 6세 이상, dextroamphetamine은 3세부터 사용 가능(FDA), 국내에서는 시판되지 않는다.

③ Norephrine reuptake inhibitor : atomoxetine(strattera)

④ alpha adrenergic Rc agonist : clonidine(틱과 ADHD가 공존할 때 효과)

- 비약물적 치료(non pharmacological treatment) : 부모교육, 인지행동치료, 사회기술훈련, 뉴로피드백

2. 자폐 스펙트럼 장애(Autism spectrum disorder)

1) 역학(Epidemiology)

- Approximately 1%
- boy : girl = 4:1

2) 임상양상(Clinical features)

3. 사회적 상호작용(Social Interaction)

- 영아기(infant) : 사회적 미소(social smile)가 없고, 눈맞춤(eye contact)을 못함, 애착행동(attachment behavior)(−), 분리불안(separation anxiety)이 없고, 보통의 일상에서 벗어나면 극도의 불안감을 보인다.
- 학령기(school age) : 또래와 놀지 않고, 사회적 어색함(social awkwardness)(+), 공감적 발달(empathy development)(−), 그러나, 기능이 좋을 경우 위축 증상이 감소할 수도 있다. 인지적으로 언어적 추론보다는 시각-공간 작업에 보다 능숙하다.
- 인지 양식(cognitive style) : 자기 주변 사람들의 감정이나 정신 상태를 느끼거나 파악하지 못한다. 즉, 다른 사람의 동기나 의도를 잘 파악하지 못하고 따라서 다른 사람에 대해서 공감할 수가 없다. 결국 다른 사람들의 사회적 행동들을 적절하게 해석할 수가 없고 사회적 상호작용이 잘 되지 않는다.
- 후기 청소년기(late adolescent) : 성적인 느낌은 경험하나 사회생활 능력과 기술이 떨어지기 때문에 실제 성적 관계를 맺는 것은 어렵다.

4. 소통과 언어(Communication and Language)

언어지연(language delay, language deviance)이 나타난다. 많은 단어를 알고 있어도 의미 있는 문장을 만드는 데 상당한 어려움이 있다. non-verbal communication skills도 떨어져 있다.

1세 때 옹알이의 양이 적고 양상이 이상하다. 정상아는 receptive language skill이 expressive skill보다 빨리 발달하는데, 자폐아는 이해한 것보다 더 말하는 경향, 한 번 말한 단어는 수주, 수개월, 수년 동안 다시 사용하지 않을 수도 있고, echolalia, articulation difficulties, stereotyped phrases out of context, peculiar voice quality & rhythm 보임. 일부 환아는 놀랍게도 입학 전 읽기를 알게 되나(hyperlexia), 실제로는 대부분 이해하지도 못하면서 읽는 모습을 보인다.

5. Stereotyped Behaviors, Sensory Stimuli

1세 아동에서 나타나는 normal exploratory play가 없거나 매우 적다. Rigid, repetitive, and monotonous play를 보인다.

Early & middle childhood에서 ritualistic & compulsive phenomena가 흔하다. (ex, spin, bang, line up objects, attached to inanimate objects) 혼자 남겨졌을 때 stereotypies, mannerisms, grimacing이 가장 흔히 나타나는데, structured situation에서는 줄어든다. Resistant to transition & change, routine에 어긋나면 panic, temper tantrum을 유발할 수 있다.

6. 기타

70~75%가 ID (intellectual disability)
- 30% : mild to moderate ID (intellectual disability)
- 45~50% : severely to profoundly ID (intellectual disability)

7. 감별진단(Differential diagnosis)

① Schizophrenia with childhood onset
- Schizophrenia는 5세 이하에서는 드물며, hallucination & delusion을 동반
- ASD에서 흔한 seizure와 ID의 incidence가 낮음

② Intellectual disability with behavioral symptoms
- 자폐아동의 약 40%에서 중등도, 고도 혹은 최고도의 지체(IQ 50 이하)를 가지며, 지체된 아동은 자폐증적 양상을 포함하는 행동증상을 가질 수도 있다.
- 양쪽 장애 모두가 있다면, 모두 진단가능
- ID 환자는 자기들의 정신연령과 어울리는 성인 및 다른 아동들과 관계를 맺는 것이 ASD와 차이점

③ Mixed receptive/expressive language disorders
- nonverbal communication, imagery play 가능

④ Psychosocial deprivation
- maternal deprivation과 같은 physical, emotional environment의 부재가 있으면 apathetic, withdrawn, delay of language and motor skills을 보이며 ASD와 유사해 보일 수 있다.
- 하지만, favorable, enriched psychosocial environment로 옮기면 이내 좋아진다.

1) 경과 및 예후(Course & Prognosis)

- lifelong course & guarded prognosis
- 지능이 70 이상이고, 5~7세 사이에 언어를 습득하면 예후가 좋다. 4~32%에서 grand mal seizure가 late childhood or adolescence에서 발생하는데, 이러한 경우 예후가 나쁘다. communication과 social domain은 positive change 가능하나, ritualistic & repetitive behavior는 호전이 없다.
- adult outcome F/U의 경우

  Normal and independent status(1~2%)

  Borderline normal state(5~20%)

  Severely handicapped(2/3)

2) 치료(Treatment)

(1) 치료목표(Goals of treatment)

학교에 통합될 수 있는 능력을 강화하고 의미 있는 또래관계를 형성하도록 돕고 성인으로서 독립성을 유지할 수 있도록 하는 것이다.

① socially acceptable & prosocial behavior를 증가

② odd behavior symptoms를 감소

③ verbal, nonverbal communication 증진

3) Treatment of choice : educational and behavioral method

진단되면 언어치료, 감각통합, 애착 프로그램, 행동치료(ABA) 등 특수교육을 시행한다.

Structured classroom training with behavioral method가 가장 효과적이다.

부모에게 BM의 concept & skill에 대해 교육하고 부모의 걱정에 대한 resolution을 하는 것이 증상 호전에 기여한다.

4) 약물치료(Pharmacotherapy)

Social interaction을 개선시키는 약물은 없다. 교육을 방해하는 문제행동이 있을 경우 약물 치료하여 원활한 교육을 돕는다.

- 과잉행동성(Hyperactivity) : methylphenidate
- 행동문제(Behavioral problem) : risperidone, aripiprazole

5) 틱장애(Tic disorders)

(1) 틱의 정의(Definition of Tic)

Rapid, repetitive muscle contractions resulting in movements or vocalizations that are experienced as involuntary

(2) 운동틱과 음성틱의 분류(Classification of Motor & Vocal tics)

① 단순운동틱(simple motor tics)

- Repetitive, rapid contractions of functionally similar muscle groups
- Eye blinking, neck jerking, shoulder shrugging, facial grimacing

② 단순음성틱(simple vocal tics)

- Coughing, throat clearing, grunting, sniffing, snorting, barking

③ 복합운동틱(complex motor tics)

- More purposeful and ritualistic than simple motor tics
- Grooming behaviors, the smelling of objects, jumping, touching, echopraxia, copropraxia(obscene gesture)

④ 복합음성틱(complex vocal tics)

- Repeating words or phrases out of context, coprolalia, palilalia(자기 말을 반복), echolalia(다른 사람이 한 말 중 마지막으로 들린 단어를 반복)

6) 그 외 특징

- Stressful situations, anxiety 시 : tics 증가
- Sleep, relaxation, absorption in an activity 시 : tics 감소, 자는 동안 종종 사라지기도 한다.

8. 뚜렛 장애(Tourette's disorder)

1) 역학(Epidemiology)

- Lifetime prevalence : 4~5/10,000
- Onset : Motor component : 일반적으로 7세까지, Vocal tics : 일반적으로 11세까지 발생
- M : F = 3:1

2) 임상양상(Clinical features)

정의상 여러 운동틱의 병력(multiple motor tics Hx.)과 하나 이상의 음성틱 병력(vocal tic Hx.)이 필요하다. 평균 7세에 운동틱(motor tic)이 발생한다. 틱의 시작(initial tics)은 face & neck에서 발생하는 경우가 많고, 이후 downward progression 한다.

Tic 발병 전에 나타나는 prodromal behavioral symptoms으로 irritability, attention difficulties, poor frustration tolerance가 나타나기도 한다.

흔한 tic의 순서는 eye-blink tic, head tic or facial grimace, complex tic이다.

욕설증(coprolalia)은 early adolescence에서 시작하며 약 1/3에서 나타난다.

Obsessions, compulsions, attention difficulties, impulsivity and personality problems 동반 가능하다.

3) 경과 및 예후(Course & Prognosis)

소아기에 발병해 대부분 청소년기가 되면 틱 증상이 줄어들거나 complete remission 된다.

4) 진단(Diagnosis)

Tic은 쉽게 진단이 가능하다.

초등학교 저학년기에는 본인 스스로 틱을 하고 있는지 모를 수도 있고, 참을 때 긴

장감이 올라가는 것을 모를 수도 있다. 또한 잘 참지 못할 수도 있다.

ADHD, anxiety가 동반되는 경우가 흔하므로 이에 대해 발견하고 치료하는 것이 중요하다.

5) 치료(Treatment)

(1) 행동중재(behavioral interventions)

- 습관반전(habit reversal) : 소아, 청소년 환자들이 자신의 틱 증상에 관하여 더 알게 하고 'counter' tics 할 수 있는 자발적인 동작을 유발하도록 돕는다.
- 이완기술(relaxation techniques) : 뚜렛 장애(Tourette's disorder)를 악화시킬 수 있는 stress를 줄일 수 있다.
- 행동치료(behavioral therapy) + 약물치료(pharmacotherapy) : synergistic effect가 있다고 가정된다.

(2) 약물치료(pharmacotherapy)

Haloperidol, Pimozide, Risperidone, Olanzapine, Aripiprazole
Clonidine

9. 만성 운동틱 혹은 음성틱장애(Chronic motor or vocal tic disorder)

1) 역학(Epidemioloty)

Prevalence : 1~2%

2) 임상양상(Clinical features)

뚜렛 장애(Tourette's disorder)와 비슷한 질병이며 치료 예후는 비슷하다.

참고문헌

- 대한노인정신의학회, 노인정신의학(개정2판). 엠엘커뮤니케이션, 2015.
- 대한신경정신의학회, 신경정신의학(제2판). 중앙문화사, 2005.
- 대한임상신경생리학회, 신경생리검사 지침서.
- 대한정신약물학회, 대한정신분열병학회, 한국형 정신분열병 약물치료 지침서 2006.
- 대한정신약물학회, 대한우울조울병학회, 한국형 양극성장애 약물치료 지침서 2010.
- 대한정신약물학회, 대한우울조울병학회, 한국형 우울장애 약물치료 지침서 2012.
- 홍강의, 소아정신의학. 중앙문화사, 2005.
- American Psychiatric Association. Diagnostic and Statistical Manual of Mental Disorders DSM-IV-TR Fourth Edition(Text Revision). 2000.
- Hales RE, Yudofsky SC, Gabbard GO. American Psychiatric Publishing Textbook of Psychiatry(5th Ed.). American Psychiatric Publishing; 2008.
- Sadock BJ, Sadock VA, Ruiz P. Kaplan and Sadock's Synopsis of Psychiatry, 11th ed. Philadelphia, Lippincott Williams & Wilkins; 2014.
- Stern TA, Fava M, Wilens TE. Massachusetts General Hospital Comprehensive Clinical Psychiatry, 2nd ed. Elsevier; 2015.
- http://www.adrc.wustl.edu/CDR/CDR.htm
- http://www.longtermcare.or.kr/npbs/

Chapter 05

정신과적 입원진료

I. 입원 결정과 절차

환자가 증상이 심하거나 이전에 비해 증상이 악화되었을 때 임상의가 판단해야 하는 것은 환자에게 입원 치료가 필요한지 여부이다. 환자가 정신과 병동에 입원하는 것은 시간적 · 경제적인 부담이 될 수 있을 뿐만 아니라 환자 본인이 입원을 거부하는 경우에는 환자의 권리를 침해할 수 있으므로 입원 치료 여부는 신중히 결정하여야 할 부분이다. 그럼에도 불구하고 입원 치료는 자해나 타해 위험성이 있는 환자에게 안정적인 환경을 제공해줄 수 있고 적절한 치료를 제공하는 경우 환자의 증상을 효과적으로 경감시킬 수 있는 효율적인 치료 방법 중 하나이다.

환자의 입원 치료를 결정하기 전에 선행되어야 할 것은 환자에 대한 정확한 평가와 진단이다. 이를 위해서는 환자 혹은 보호자와의 충분한 면담이 필요하고, 경우에 따라 혈액이나 영상의학적 검사 등이 필요할 수도 있다. 많은 정신과적 증상들이 여러 medical condition에 의해서도 유발될 수 있으므로, medical condition의 치료가 정신과적 증상을 호전시킬 것으로 판단하는 경우 이를 효율적으로 치료할 수 있는 곳에서 치료 받도록 하여야 한다.

정신과 입원 치료의 결정에 가장 큰 영향을 미치는 요소는 '자살 위험성'이다. 자살 사고와 행동은 그 자체로 환자 증상의 심각도를 반영할 뿐만 아니라 정신과적 응급 상황 중 하나이다. 특히 자살 행동은 미래의 자살 위험을 예측할 수 있는 인자로서 자살 시도자의 경우 자살 위험성에 대한 자세한 평가와 입원 치료 여부를 신중하게 고민하여야 한다.

다음으로 평가해야 하는 부분은 환자가 외래 치료를 받을 수 있는지 여부와 외래 치료가 환자의 증상 호전에 충분할 것으로 예측되는지 여부이다. 어떤 환자의 경우 병식의 부족으로 인하여 치료 자체를 거부할 수 있으며, 외래를 방문하여 치료를 하는 것이 현실적으로 어려울 수 있다. 치료를 하지 않아서 질환이 지속적으로 악화될 것으로 예상하는 경우에는 입원 치료를 고려해야 한다. 또한 신체적인 문제나 현실적인 여건으로 인하여 외래 치료를 받는 것이 어려운 경우에도 입원 치료를 고려할 필요가 있다. 그리고 외래 치료 환경의 여건상 환자에게 필요한 치료를 제공하기 어렵지만 입원 치료를 통해 이를 제공할 수 있는 경우에도 입원 치료를 고려할 수 있다.

일부 환자의 경우 위에 해당하지 않으나 일차적, 이차적 이득을 위해 입원 치료를 요구하는 경우가 있다. 이때 임상의는 입원 치료가 환자에게 도움이 될지 면밀히 판단하여 결정하여야 한다. 또한 보호자가 입원 치료를 원하는 경우가 있는데, 이때는 반드시 환자에게 입원 치료 의사를 확인하는 과정이 필요하다.

입원 결정에는 의학적인 평가뿐만 아니라 환자가 현재가 속해 있는 사회 · 문화적 환경에 대한 평가도 동반되어야 한다. 결혼 여부와 동거가족 여부, 그리고 가족 구성원과 환자의 관계 등은 특히 중요한데, 미혼으로 환자에게 도움을 줄 수 있는 가족 구성원들이 없는 경우 지속적 증상 악화와 자살 등의 응급 상황에 처할 가능성이 높다. 또한 정신과 입원 치료가 경제적 혹은 자신의 사회적 관계에 미치는 영향이 클 경우에도 이러한 요소들을 충분히 고려하여 입원을 결정하여야 한다.

입원 치료가 결정된 뒤에는 입원 시기를 정하는 과정이 필요하다. 병상이 남아 있어 바로 입원이 가능한 경우에는 크게 문제되지 않지만, 병상이 없는 관계로 일정 기간을 기다려야 하는 경우가 있다. 이때에는 환자의 증상 심각도와 자해 혹은 타해 위험성 등을 고려하여 환자가 일정 기간 동안 입원하지 않은 상태로 있을 경우 위험할 것으로 판단된다면 입원이 가능한 다른 병원으로 전원이 필요하다. 입원을 하기까지 일정 기간 기다려야 하는 경우에는 환자와 보호자에게 위험할 수 있는 상황에 대해서 미리 알려준 뒤, 보호자들이 잘 관찰하도록 하고 가능하면 환자를 혼자 두지 않도록 권고하는 것이 필요하다.

입원 시기가 결정되어 환자가 입원을 하게 되면, 입원 환경에 대하여 환자에게 충분히 설명하는 과정이 필요하다. 또한 환자가 어려움을 겪을 경우에 도움을 청할 수 있는 방법 등에 대해서 미리 알려주는 것은 낯선 환경에서 환자에게 안정감을 줄 수 있다. 때로 환자의 안전을 위해서 소지품을 확인하고 일부 물품의 경우에는 반입을 제한할 수 있는데, 이때는 환자에게 그 이유에 대해서 충분히 설명하는 과정이 필요하다. 환자가 입원 치료에 대해 거부하여 보호자의 동의에 의해서 입원하는 경우에는 별도의 절차가 필요하다. 먼저 보호 의무자 2명의 동의가 필요하기 때문에 치료진은 환자와 보호자와의 관계 그리고 입원 치료에 동의하는지 여부를 반드시 확인하여야 한다. 또한 보호 입원을 위해서는 전문의가 환자를 대면 진료한 뒤 입원 여부를 결정하는 과정이 필요하다.

1. 입원 결정과 진행에서 어려운 사례

환자는 병식이 없어 치료를 거부하나 보호자는 강제 입원은 원치 않는 상황

- 많은 환자와 보호자들은 정신과 치료에 대한 지식과 경험이 부족하기 때문에 질병의 경과에 대해서 모르는 상태에서 입원 치료에 대한 선입견을 갖고 있을 수 있다. 이와 같은 상황에서 임상의는 환자와 보호자가 경험하고 있는 혼란스러운 상황과 불안감 등에 공감하여 주며, 전문가로서 정확한 정보를 전달하고 환자에

게 도움이 될 수 있는 방향을 함께 모색하여야 한다. 이는 임상의로 하여금 피곤하고 힘든 과정일 수 있으나 이와 같은 과정을 통해 정신과 치료에 대해 환자와 보호자들이 긍정적으로 생각하게 되고 결과적으로 임상의의 뜻에 동의하여 입원을 결정하게 되는 경우도 있다. 보호자가 계속해서 입원을 거부할 경우에는, 자살 등 귀가 시 발생할 수 있는 문제에 대해 보호자에게 충분히 경고하였으나, 의학적인 권고에 반하여 귀가하였다는 사실을 의무기록에 반드시 남긴다.

2. 입원 중 발생 가능한 문제 상황

1) 행동화(Acting out)

(1) 폭력의 위험성

젊은 연령, 남성, 낮은 사회 · 경제적 상태, 낮은 지능, 낮은 교육수준이 폭력의 위험인자이다. 이전의 과거 폭력이나 범죄 경력, 아동학대의 과거력, 현재 과음상태도 폭력의 위험요인이다.

환자가 최근에 물건을 부수거나 폭력을 행한 적이 있고, 물리적으로 언어로 위협을 가하는 것, 점차 심해지는 정신운동초조를 보이는 것, 무기로 쓸 수 있는 물건을 가져오는 것은 폭력이 곧 임박했음을 알리는 신호이다. Psychosis에서 paranoid feature와 commanding violent auditory hallucinations가 동반된 경우, organic mental disorder, mania, catatonic excitement를 보이는 환자의 경우도 주의해서 보아야 한다.

여러 요인이 있으나 가장 중요한 것은 임상가의 직관이다. 임상가가 면담 중에 환자로부터 공포를 느낀다면 폭력이 임박했음을 의미한다. 그럴 때는 "지금은 대화가 어려우니 마음을 가라앉히고 다시 이야기하자"고 자리를 피하는 것이 좋다.

(2) 강박격리 지침

① 정의

격리는 입원 환자 치료의 일환으로 환자의 상태가 응급상황(자 · 타해 또는 심한 손상을 초래할 수 있는 상황)으로 진행되는 것을 방지하거나 임상적인 상태의 조절을 위하여 제한된 공간에서 일정시간 동안 행동을 제한하는 것을 말한다.

강박은 환자의 신체운동을 제한하는 행위를 말하는데, 손목이나 발목을 강박대(끈 또는 가죽 등)로 고정시키거나, 벨트를 사용하거나, 보호복을 착용시키거나, 의자에 고정시키는 방법 등을 사용하는 것을 말한다.

② 적용기준

- 자해 또는 타해의 위험이 있는 환자를 보호할 목적으로 시행
- 치료 프로그램이나 병실환경을 심각하게 훼손할 우려가 있는 경우
- 환자의 동의하에 행동요법의 한 부분으로써 사용할 수 있음

- 환자가 받는 과도한 자극을 줄여줄 필요가 있는 경우 격리만 가능
- 환자가 스스로 충동을 조절할 수 없다고 느껴, 격리 또는 강박을 요구하는 경우

③ 적용 시의 원칙

- 주치의 또는 당직의사의 지시에 따라 시행하고 해제하여야 한다.
- 격리 또는 강박 시행 전과 시행 후에 그 이유를 환자 또는 보호자나 그 가족에게 설명한다.
- 환자의 인격을 보호할 수 있는 장소로써 외부 창을 통해 관찰이 가능한 조용하고 안전한 환경에서 실시한다.
- 치료진이나 병동의 편의나 처벌을 목적으로 격리 또는 강박을 시행해서는 안 된다.
- 치료자가 단독으로 격리 또는 강박을 시행하려고 해서는 안 되며, 안전을 위해 적절한 수의 치료진(최소한 2~3명)이 있어야 한다.
- 격리 또는 강박 후 간호사는 환자의 상태를 자주 확인해야 하며, 간호일지에 격리 또는 강박을 시행한 이유, 환자의 당시 상태, 방법(보호복, 억제대 2-point/4-point, 보호조끼)에 대해 자세히 기록한다. 환자 상태에 이상이 있을 시 즉시 주치의 또는 당직의에 보고하도록 한다.
- 강박 조치된 환자는 1시간마다 vital sign(호흡, 혈압, 맥박 등)을 점검하고, 최소 2시간마다 팔다리를 움직여 주어야 한다.
- 수시로 혈액 순환, 심한 발한(땀흘림)의 유무를 확인하고 자세를 변동시켜주며, 대·소변을 보게 하고, 적절하게 음료수를 공급하여야 한다.
- 환자 상태가 안정되어 위험성이 없어졌다고 판단되면, 간호사는 즉시 주치의 또는 당직의에게 보고하고, 의사의 지시에 따라 강박 또는 격리를 해제하고 신체의 불편 유무를 확인한다.
- 양 팔목과 발목에 강박대를 착용시킬 때는 혈액이 원활하게 순환될 수 있도록 손가락 하나 정도의 공간을 확보하며, 가슴벨트는 등 뒤에서부터 양 겨드랑이 사이로 빼서 고정시키고 불편하지 않은지 확인하고 관찰한다.

2) 자살위험(자살위험 평가)

일반적인 자살의 위험요인은 45세 이상, 남성, 알코올 의존, 폭력적인 행동, 자살 시도 과거력, 정신과 입원력이다. 이혼하거나 혼자 사는 경우, 만성질환, 건강염려증, 대인관계갈등, 가족갈등도 자살위험을 높이는 요인이다. 자살이라는 측면에서 보면, 자살사고가 강하고, 빈번하고, 지속될수록 자살위험이 올라가고, 자살 시도력상 계획된 경우, 도움을 받을 수 없게 자살시도한 경우, 자살시도가 여러 차례였던 경우, 치명적인 도구를 사용한 경우 자살위험이 증가한다. 자세한 내용은 6. 정신과적 응급진료 부분을 참고하라.

3) 내과적 응급상황

동반된 신체 질환이 많은 경우, 노인의 경우에 항상 주의해야 한다. 신체검진과 검사를 시행하고, 필요한 경우에는 타과 협진을 시행한다.

- 낙상 : 고령의 환자가 넘어진 경우 고관절 골절이 흔히 일어날 수 있어 주의를 요한다. 환자가 진정 효과 때문에 넘어져서 머리를 부딪치는 경우도 흔하게 발생한다. 두부 외상의 경우 신경학적 검진을 시행하고 brain CT를 촬영한다.
- 호흡곤란 : 불안, 공황발작 등 정신적 증상으로 나타날 가능성이 있으나, 신체질환의 가능성도 염두에 두어야 한다. 실제 SpO2 측정 시에 산소포화도가 떨어져 있다면 응급 상황일 가능성이 높다. 특히 고령, 장기간 강박 등에서는 폐색전증의 가능성을 생각해야 하며 최우선으로 처치하도록 한다.

4) 초조

증상의 원인과 심각도를 평가하여 그에 따라 적절하게 처치하는 것이 중요하다. 좌불안석증(akathisia)의 경우에는 anticholinergics, beta-blocker나 benzodiazepine 등을 투약한다. 정신증적 초조(psychotic agitation)로 평가되면 antipsychotics를 증량해야 한다. 섬망 환자에서는 benzodiazepine이 증상을 오히려 악화시킬 수 있으므로 주의해야 한다.

5) 보호자 상주 필요성의 평가

보호병동의 경우는 환자가 노인이거나 신체장애가 있어 일상생활이 어려운 경우 보호자 상주가 필요하다. 낙상의 위험을 잘 평가하는 것이 중요하며 보호자에게도 주의 깊게 관찰하도록 설명해야 한다. 특히 정신행동증상이 있는 치매 환자에게 소량의 항정신병 약물사용 시 기립성 저혈압과 낙상이 생기는 경우가 있다. 위험이 조금이라도 있다고 생각하면 보호자가 상주하는 편이 낫다.

개방병동의 경우 주로 환자에게 자살사고가 있는 경우 보호자가 상주하는 것이 필요하다. 자살사고가 있는 우울증의 경우 보호병동에 입원하는 것이 더 안전하나, 환자와 보호자가 개방병동에만 입원하고자 할 경우에는 보호자가 상주하는 조건을 갖출 수 있으면 개방병동에 입원하기도 한다. 보호자가 상주하더라도 개방병동의 특성상 보호병동보다 자살 예방에 한계가 있다는 점을 명확히 설명한다. 보호병동 역시, 자살에 이용할 수 있는 도구에 대한 접근이 가장 엄격히 차단되어 있으나, 완전히 예방 가능한 것이 아니기 때문에 철저한 주의가 필요하다.

참고문헌

- 대한신경정신의학회, 신경정신의학(제2판). 중앙문화사, 2005.
- Sadock BJ, Sadock VA, Ruiz P. Kaplan and Sadock's Synopsis of Psychiatry, 11th ed. Philadelphia, Lippincott Williams & Wilkins; 2014.
- Hales RE, Yudofsky SC, Gabbard GO. American Psychiatric Publishing Textbook of Psychiatry(5th Ed.). American Psychiatric Publishing; 2008.

Chapter 06

정신과적 응급진료

I. 기질적 원인에 의한 정신증상

응급실에서 만나게 되는 환자는 일반적으로 외래와 병동에서 보는 환자와는 다르게 접근할 필요가 있다. 응급의학과에서 기본적인 검진과 검사를 끝내고 정신과적인 문제가 의심되어 의뢰하는 경우가 많지만, 급성 정신과적 증상을 보이거나 기존에 정신과 치료를 받고 있던 환자의 경우 내과적 평가 없이 정신과 의사에게 바로 연락을 하기도 한다. 후자의 경우에는 더욱, 정신과 외의 타과적 문제를 염두에 두고 환자를 평가해야 한다. 즉, 정신과 증상을 보이더라도 기질적 원인을 의심해야 하고 필요한 검사를 신속하고 적절하게 시행할 수 있어야 한다. 또한, 응급실에서는 내과적 문제가 동반된 환자를 자주 만나게 되는데, 타과에서 진단받은 질환의 경과에 대해서도 이해해야 하고 타과검사 결과 및 최근 약물 투약에 대해서도 확인해야 한다.

기질적 원인에 의한 정신증상을 의심해야 하는 경우

- 정신과적 증상이 처음 발생한 경우
- 정신과적 증상이 갑작스럽게 발생한 경우
- 환자가 고령인 경우
- 물질 사용의 문제가 있었던 경우
- 최근 새로 진단받은 내과적 질환이 있거나 새로운 약물을 투약한 경우
- 환청 외의 환각을 보이는 경우
- 신경학적 이상이 동반되는 경우 : 의식변화, 시야변화, 운동이상, 간질발작 등
- 인지기능의 변화가 발생한 경우 : 집중력, 지남력, 기억력 등
- 정신과 환자에서 이전과 현저하게 다른 증상을 보이는 경우

II. 자살

1. 역학(Epidemiology)

우리나라 자살률은 2014년 기준 인구 10만 명당 27.3명으로 OECD 국가 중에서 가장 높다. 전체 사망 원인 중 4위, 10대, 20대, 30대에서는 전체 사망 원인 중 1위에 해당되어, 자살 원인을 연구하고 자살률을 줄이기 위한 노력을 하고 있다.

2. 위험 인자(Risk factor)

① 성별 : 자살 기도는 여자가 많고 자살 성공은 남자가 많다.

② 연령 : 연령에 따라 자살률이 증가한다. 노인의 자살 시도는 젊은 연령에 비해 적지만, 성공률이 높다.

③ 결혼 상태 : 기혼인 경우, 특히 자식이 있는 경우 자살률이 유의하게 낮다.

④ 직업 : 무직인 경우 자살률이 낮으나, 직업이 있는 인구 중에서는 전문직에 자살이 많다.

⑤ 신체질환, 투약, 통증 등

⑥ 정신질환 : 입원력이 있는 경우에는 일반인구에 비해 5~10배 위험이 높고, 입원력이 없는 경우에는 일반 인구에 비해 3~4배 위험이 높다. 입원 환자의 경우에는 입원 첫 1주간이 가장 위험이 높으며 3~5주가 지나면 일반인구의 자살률과 비슷하다. 치료진이 바뀌는 시기에 높아진다. 퇴원 이후에는 첫 3개월 기간에 자살 위험이 매우 높다.

- 우울장애 : 자살률이 가장 높은 질환이다. 우울장애 초반에 자살을 더 많이 하며 여자보다 남자가 더 많이 자살한다. 퇴원 이후 자살에 성공하는 사람의 대부분은 퇴원 이후 6개월 이내이다. 주요우울장애의 자살 위험도의 단기 요인(1년 이내)으로는, 공황 발작, 정신적 불안, 흥미 · 재미 감소, 물질 남용, 심한 불면, 집중력 저하 등이 있으며, 장기 요인으로는 자살 사고, 이전 자살 시도, 무망감이 있다.
- 조현병 : 10%가 자살로 사망한다. 발병 후 수년 내에 자살 위험이 높으며, 우울장애에 비해 자살 연령이 젊다. 환청이나 피해망상 때문인 경우는 소수에 불과하다. 젊은 연령, 남자, 독신(75%가 독신 남자), 이전의 자살 기도력, 우울 증상에의 취약성, 최근의 퇴원(50%는 퇴원 수주~수개월 이내)이 위험요인이다. 사회적으로 고립된 혼자 사는 미혼 남자가 가장 위험하다고 할 수 있다.
- 알코올 의존 : 중년, 독신, 친구 없음, 사회적 고립, 현재 음주를 하고 있는 경우 자살 위험이 높으며, 우울장애, 반사회적 성격장애 등 공존 질환을 갖고 있는 경우가 많다.
- 성격장애 : 반사회성 성격장애의 자살률은 5%에 이른다.
- 이전 자살 행동은 특히 자살 위험성이 증가하는 것을 예측하게 한다. 첫 시도 후 3개월 이내가 다음 자살 시도의 위험성이 가장 높은 시기이다. 자살의도의 심각성과 가장 관련이 큰 임상상은 우울장애의 진단 여부이다.

3. 준자살 행동(Parasuicidal behavior)

죽기 바라지 않으면서 자해를 하는 행위를 일컫는 것으로, 여자가 남자에 비해 3배 많고, 정신과 환자가 일반인구에 비해 50배 많다. 보통 젊은 연령에서, 거칠지 않고 정교한 방법으로, 대개 혼자 있을 때 이루어진다. 손목, 팔, 허벅지, 다리 등이 가장 많이 베이는 곳이며 얼굴, 유방, 복부는 덜 베이는 장소이다. 분노, 긴장의 해소, 복수심 등의 이유로 자해를 한다. 성격장애나 물질 남용 환자들이 많다.

임상적으로는 자해 행동 자체에 대한 개입, 자살 예방, 이차적 이득 억제 등의 목적으로 치료가 이루어져야 한다. 자살을 이루고자 하는 의지가 없다고 단정짓기 어려운 경우가 많기 때문에 신중을 기해서 평가 · 치료를 해야 한다.

4. 예측(Prediction)

자살 환자를 평가하는 데 있어서 위험 정도, 재시도 여부를 평가하는 것이 중요하다. 여러 가지 변수가 있기 때문에 정확하게 예측할 수는 없지만, 고위험군에 해당되는 사항들에 대해서 반드시 숙지하고, 평가한 다음 의무기록에 평가한 항목들과 위험 정도를 적고, 위험도에 따라 치료 및 조치를 취해야 한다. 환자는 방어적일 수 있으므로 보호자를 통해서 병력을 평가하는 것이 중요하다.

요인	고위험군	저위험군
나이	> 45세	< 45세
성별	남성	여성
결혼	이혼, 배우자 사별	기혼
직업	무직	직업 있음
대인 관계	갈등	안정
가족 환경	불화, 파탄	안정
신체 건강	과다 물질 사용, 만성 질환, 건강 염려증	적은 물질 사용, 건강함, 건강하다고 느낌
정신 건강	심한 우울증 정신증 심한 인격 장애 물질 남용 희망이 없음	경한 우울증 신경증 정상 인격 사교적 음주가 낙관주의
자살 사고	빈번, 경도가 심함, 지속적	드묾, 정도가 경함, 일시적
자살 시도	여러 번 시도 계획적 유서가 있음 구조 방법이 없음 죽으려는 의지 내향적 의사소통(자기 비하) 낮은 구출도	첫 시도 충동적 유서가 없음 구조 방법이 있음 변화 소망 외향적 의사소통(화) 높은 구출도

개인적 요인	낮은 성취도 낮은 병식 정서 조절 어려움	높은 성취도 높은 병식 정서 조절 가능
사회적 요인	낮은 라포 사회적 고립 가족의 반응이 없음	좋은 라포 사회적 통합 가족이 걱정함

5. 자살 환자의 면담

자살하려는 사람의 80% 정도는 자살의도에 대한 경고를 하며, 50% 정도는 숨김없이 죽고 싶다고 이야기를 한다. 그러므로 자살 느낌, 사고, 행동, 이전 자살 시도에 대해서는 직접적으로 묻는 것이 중요하다. 먼저 환자의 삶에 대한 느낌을 물어본 다음(사는 것이 가치가 없다고 생각해본 적이 있는가? 잠들어서 깨지 않았으면 좋겠다고 생각한 적이 있는가?), 죽음에 대한 생각, 자해 사고, 자살 사고에 대해 구체적인 질문들을 하도록 한다. 구체적인 평가를 할 때는 자살 임상 척도(Columbia Suicide Severity Rating Scale, Suicide Intent Scale 등)를 사용할 수 있다.

6. 치료(Treatment)

(1) 입원의 결정

자살 의사가 있는 환자가 고위험군의 경우 입원 적응증에 해당된다. 다음과 같은 경우들이 해당된다.

- 정신병적 증상, 난폭 · 치명적 자살 시도, 구원 · 발견을 회피하려고 함, 현재도 자살 사고 · 의도가 있음, 현재 구체적 · 치명적 자살 방법, 자살 의지가 현저함, 자살에 실패하고 살게 된 것을 후회, 고통이 증가됨, 남자, 45세 이상, 정신과 질환이나 자살 사고의 최근 · 새로운 발병, 가족 · 사회적 지지가 부족, 현재 충동적인 행동 · 심한 초조감 · 부족한 판단력 · 구원 거부, 의식 수준의 변화

다음 저위험군의 경우에는 상황에 따라서 외래 치료가 가능할 수도 있다.

- 자살 사고가 특정한 사건에 대한 반응이면서 특히 응급실에 왔을 때 이 상황에 대한 환자의 시각에 변화가 있을 때, 자살 사고 · 방법의 치명도가 낮을 때, 가족 · 사회적 지지가 좋을 때, 외래 방문에 환자의 협조가 가능할 때, 치료받고 있다면 치료자와 연락이 되었을 때

(2) 법적 · 윤리적 문제

병동에서 자살이 일어났을 때는 다음과 같은 사항들이 이루어졌는지가 중요하다.

- 자살 위험에 대한 평가 여부, 안전을 확보할 수 있는 치료 계획의 수립 여부, 근무자들이 치료 계획을 준수한 여부

응급실에서 시행한 자살 시도 환자에 대한 처치를 의무기록에 남기도록 한다. 자살 위험의 징후가 있지만 환자가 입원을 거부할 경우에는, 다음과 같은 사항들을 교육해야 하며, 의무기록에 작성하도록 한다. 자살 위험이 심각하면 응급 입원을 고려해야 할 수도 있다.

- 일단 고위험군에 대해서는 지속적으로 입원을 권유해야 함
- 가족에게 24시간 집중 관찰하도록 함
- 정신과 외래를 최대한 빨리 예약하도록 함
- 필요 시 정신과 약물을 처방하되 단기간만 처방하고 보호자에게 관리하도록 함
- 자살 사고 · 계획 · 행동에 대해 보호자에게 알리도록 함
- 필요 시 응급실로 빨리 다시 내원할 것을 지시함

이외에도 환자의 자살 시도, 사고를 줄일 수 있는 사항들이 있으면 지키도록 교육해야 한다.

(3) 입원 환자의 치료

① 환자의 상태와 진단에 따라 생물학적 치료(약물치료, 전기경련치료), 정신치료, 가족치료 등을 시행할 수 있다. 예를 들면, 우울증이 심한 경우 진정 작용이 있는 항우울제를 사용하는 경우가 있으나, 역설적으로 활성화되는 면도 있으므로 주의해야 한다. 응급 상황에서는 입원 후 전기경련치료를 한다. 심한 초조가 있다면 안정제가 필요할 것이다. 항우울제에 의해 일시적인 초조 증가나 활성화가 있을 수 있으므로 면밀히 관찰해야 한다.

② 지지적 정신치료 : 관심을 보이고, 심리적 고통을 경감시키고, 병식을 줄 수도 있으며, 잘못된 결정을 내리지 않도록 도울 수 있다. 자살을 생각할 정도로 우울할 때는 중요한 결정은 나중에 하도록 할 수 있다.

③ 소지품 관리를 철저히 한다.

④ 회복기에 있는 우울증 환자는 매우 조심해야 한다. 환자가 에너지가 증가하면서 자살 계획을 실행에 옮기는 일이 많다. 또한 극적인 변화를 보이는 환자(갑자기 평화로워지는 등)는 은밀히 자살을 결심했기 때문에 편안하게 보일 가능성이 많으므로 주의해야 한다.

⑤ 자살금지서약서를 받는 경우도 있다.

III. 응급실에서의 의사결정

응급실 진료에서 가장 중요한 부분은 평가 후 환자의 향후 치료에 대해 의사결정을 하는 것이다. 입원치료가 필요한지를 결정하고, 입원치료가 필요하다면 자의입원이

가능한지 개방병동이나 보호병동 중 어느 형태가 적합할지 등에 대해 단계적으로 결정해야 한다.

1. 입원의 필요성 여부

응급실에 내원한 환자의 경우는 입원치료의 적응증이 되는 경우가 많다. 하지만, 일부 환자의 경우에는 약물 부작용, 외래 내원의 어려움, 타과적 문제와 공존된 경우로 진료받는 경우가 있기 때문에 입원치료가 필요한지에 대해 정확히 판단해야 한다. 다음과 같은 경우는 우선적으로 입원치료를 고려해야 한다.

① 자살 시도를 했거나 자살이나 타살의 위험이 있을 때(즉, 자해나 타해의 위험이 있을 때)
② 병식이 없거나 있더라도 치료를 거부하는 경우
③ 정신병적 증상이 동반된 경우(현실검증력 저하가 심한 경우)
④ 신체 질환이 동반되어 있거나 약물조절이 까다로울 경우
⑤ Neuroleptic malignant syndrome, Stevens-Johnson syndrome과 같은 심한 부작용이 있는 경우
⑥ 증상이 아주 빠르게 진행하거나 그러한 병력이 있을 때
⑦ 신체적으로 쇠약하거나 생장 증상(vegetative symptom)이 심한 경우
⑧ 돌봐줄 사람이 없거나 가족들이 지지적이지 않을 경우
⑨ 감별 진단이 필요한 경우
⑩ 정확한 평가를 위한 경우

위 사항 중 자 · 타해의 위험이 있는 경우는 반드시 입원치료를 해야 한다. 이 외의 경우는 입원치료 권고대상이 되며 입원치료를 우선 고려하되, 환자의 지지체계가 안정적이고 외래를 자주 내원할 수 있는 경우 등은 치료자와 환자가 의논하여 상황에 따라 외래 치료를 계획할 수도 있다.

2. 입원 형태의 결정

입원치료가 필요하다고 결정되면, 환자 및 환자 보호자에게 입원치료의 필요성에 대해 명확히 전달 및 설득해야 한다. 기본적으로 입원결정은 환자의 동의를 바탕으로 이루어져야 한다. 이는 삶을 통제한다는 감각을 주고 치료 결정에 참여한다는 느낌을 준다. 환자 및 보호자가 입원치료에 동의하는 경우에는 자의 입원을 고려할 수 있다. 하지만, 환자가 입원치료를 거부할 경우에는 여러 가지 입원방법에 대해 고려해야 한다. 다음과 같이 상황에 따라 진행할 수 있다.

- 보호의무자 2인이 동의한 경우 : 보호의무자 2인이 모두 동의한다면 보호의무자 동의 입원의 형태로 진행하면 된다. 응급실에 보호의무자 1인만 있는 경우라면,

다른 보호의무자에게 연락하여 동의 여부를 확인하고, 빠른 시간 안으로 응급실에 내원하도록 권한다. 여러 상황(고령, 질병, 군복무, 수형, 해외거주 등)으로 바로 내원이 어려울 경우 7일 내 내원하여 동의서를 작성하도록 한다. 보호의무자 요건을 만족하는 사람이 1인인 경우 1인 동의로 입원을 진행할 수 있다.

- 보호의무자 2인의 의견이 다른 경우 : 입원치료의 필요성에 대해서 적극 설득하고, 그래도 의견이 일치하지 않는 경우 보호의무자 요건을 만족하는 다른 보호의무자의 의견을 구해서 최종적으로 결정한다. 자타해 위험이 심한 경우에 보호의무자가 동의하지 않는다면, 전문의와 상의하여 응급 입원 또는 시 · 군 · 구청장에 의한 입원을 고려해야 한다.
- 보호의무자가 없는 경우 : 가능한 보호의무자 2인이 응급실로 내원할 수 있도록 연락을 취한다. 신분 확인이 어려운 경우 경찰서에 협조를 요청하여 확인해야 한다. 여러 방법을 통해 확인 후에도 보호의무자가 없다면, 응급 입원 또는 시 · 군 · 구청장에 의한 입원에 대해 고려해야 한다.

3. 입원 병동의 결정(개방병동 혹은 보호병동)

입원병동의 경우는 환자의 상태에 따라 개방병동 또는 보호병동으로 입원할 수 있다. 병실 상황과 환자의 상태에 맞게 융통적으로 조절하는 것이 필요하다.

절대적인 기준은 없으나, 환자의 치료에 좀 더 제한적이고 안정적인 환경이 필요한 경우, 집중 관찰 및 치료가 필요한 경우에는 보호병동이 좀 더 적합할 수 있다. 예를 들어, 자타해 위험이 크거나, 공격적인 경우, 현실검증력 저하가 심한 경우에는 보호병동을 생각하는 것이 적합하다.

IV. 응급입원 혹은 시 · 군 · 구청장에 의한 입원 진행 절차

위에서 살펴본 바와 같이 대부분의 응급실 내원 환자의 경우는 자의입원 또는 보호의무자 동의입원을 진행한다. 하지만, 자타해 위험이 명확한 상황에서 보호의무자가 없거나, 환자 및 보호의무자가 모두 입원에 동의하지 않는 경우에는 응급입원 혹은 시 · 군 · 구청장에 의한 입원을 진행할 수 있다. 특히, 보호의무자가 없거나 소재가 확인되지 않는 경우에 진행하게 되는 경우가 많다. 응급실에서 시 · 군 · 구청장 입원을 진행할 시간적 여유가 되지 않기 때문에, 우선 응급입원을 진행한 후 72시간 내에 보호의무자 동의입원 또는 시 · 군 · 구청장에 의한 입원을 진행하게 된다. 응급입원이 필요하다 결정하면 다음과 같은 절차로 진행할 수 있다.

① 관할경찰서에 상황을 설명 후 협조를 요청한다(환자가 경찰관과 동행한 경우에

는 호송경찰관의 동의를 받으면 된다).

② 담당경찰관이 응급실에 내원하면 상황을 설명한 후, 환자의 입원 치료의 필요성과 응급입원이 필요한 이유에 대해 설명한다.

③ 담당경찰관이 환자를 확인한 후, 입원치료의 필요성에 대해 동의하면 치료한 의사(정신과 전문의가 아니어도 되며, 정신과 전공의 또는 응급의학과 전공의, 내과 전공의 등 의사이면 가능함), 경찰관이 함께 응급입원 의뢰서를 작성한다.

④ 환자가 응급입원을 진행하면, 보호의무자에 대해 다시 한번 확인한다(이 경우는 경찰서 또는 환자 소재지의 정신보건센터에 협조를 요청한다). 또한, 환자의 입원치료에 대한 의사를 재확인한다.

⑤ 환자가 입원치료에 동의하면 자의입원 형태로, 보호의무자의 소재가 파악되면 보호의무자 동의입원의 형태로 변경하여 입원치료를 유지한다. 만약 3일 이내 환자 증상이 완화되어 반드시 입원치료의 유지가 필요하지 않다면 퇴원 후 외래 진료로 진행할 수 있다.

⑥ 그 외에 보호의무자가 없는 것으로 확인되면 가능한 한 빠른 시일 내 시 · 군 · 구청장에게 '진단 및 보호 신청서'를 보낸다(72시간 내에 처리될 수 있도록 빨리 진행하는 것이 중요하다). 담당 주치의가 바로 진행할 수 있지만, 어려운 경우에는 환자 소재의 정신보건센터의 협조를 통해서 진행할 수 있다.

⑦ 시 · 군 · 구청장이 입원신청에 동의하면, 정신질환자로 의심되는 사람을 입원시킨 국 · 공립 정신의료기관의 장 또는 종합병원의 장은 지체 없이 2명 이상의 정신건강의학과 전문의에게 증상을 진단하게 하고 그 진단 결과를 해당 시장 · 군수 · 구청장에게 서면 또는 전자문서로 통보하여야 한다. 다만, 진단 결과 계속 입원이 필요하지 아니하다고 인정되는 경우에는 즉시 퇴원 조치한다. 2주 내로 결정해야 한다.

⑧ 지속 입원이 필요한 경우는 시 · 군 · 구청장에 의한 입원으로 3개월까지 입원치료를 진행할 수 있고, 지속 입원치료가 필요한 경우 3개월 추가로 연장하여 총 6개월까지 입원치료를 진행할 수 있다.

대부분 응급입원 또는 시 · 군 · 구청장에 의한 입원은 국공립정신의료기관 또는 종합병원에서 진행하게 되므로, 현 병원에서 입원병실 사정이 여의치 않은 경우는 국공립정신의료기관이나 종합병원으로 의뢰하면 된다.

참고문헌

- 대한신경정신의학회, 신경정신의학(제2판). 중앙문화사, 2005.
- American Psychiatric Association. Diagnostic and Statistical Manual of Mental Disorders DSM-IV-TR Fourth Edition(Text Revision). 2000.
- Sadock BJ, Sadock VA, Ruiz P. Kaplan and Sadock's Synopsis of Psychiatry, 11th ed. Philadelphia, Lippincott Williams & Wilkins; 2014.

Chapter 07

정신과적 자문진료

I. 섬망

1. 개요(Introduction)

섬망은 급성으로 발생하여 지속적으로 변하는 의식 및 인지기능 장애를 의미한다. 단일 질환이 아닌 증후군(syndrome)이며 다양한 원인에 의해 발생할 수 있다. 원인 인자를 확인하여 제거하면 환자가 빠른 호전을 보일 수도 있다. 그러나 일반적으로 개인별로 다양한 경과를 거친다.

2. 역학(Epidemiology)

매우 흔한 임상 상황이며, 유병률은 상황에 따라 다르게 보고된다. 일반 병실 입원 환자에서 10~30%, ICU 환자에서 30%, 말기 환자에서는 80%까지도 나타난다.

표 14. 섬망의 위험 요인

인지 저하 시야/청각 손상 고령(70세 이상) 억제대의 사용 영양 불량 3개 이상 약물 개시 수술력 빈혈 Disseminated intravascular coagulation	당뇨(혈당 이상) 고혈압 COPD 알코올 남용 흡연력 전해질 이상(Na, K) 빌리루빈 이상 감염 다양한 항암제 · 면역억제제	섬망의 과거력 소변 카테터 사용 기능의 제한 벤조디아제핀(>2 mg Lorazepam) 마약성진통제(>90 mg Morphine) 스테로이드(>15 mg Dexamethasone) BUN/Cr 비 이상 항콜린성 약물 ICU

3. 임상양상(Clinical features)

(1) 핵심적 양상

- 의식 상태의 변화(의식 저하)
- 주의력의 변화(집중력 저하, 주의 대상 변경의 어려움)

- 지남력을 포함한 기타 인지기능의 저하
- 상대적으로 빠르게 발병(수시간에서 수일)하며, 상대적으로 짧게 지속(수일에서 수주)
- 예측 불가능한 일중 변동을 보이며, 때로는 야간에 악화된다(이러한 현상을 sundowning이라고 함).

(2) 그 외 임상 양상
- 사고 과정의 장애(i.e., mild tangentiality~incoherence)
- 지각 변화(i.e., illusion, hallucination)
- 정신운동 상태 변화(i.e., psychomotor retardation)
- 수면-각성 주기의 장애(i.e., fragmented nocturnal sleep, daytime drowsiness)
- 기분 변화(i.e., irritability, dysphoria, anxiety, euphoria)
- 신경 기능의 변화(i.e., autonomic hyperactivity/instability, dysarthria)

(3) 섬망의 형태(DSM-5에서 진단명에 반영됨)

① 과활동성(hyperactive type) : 안절부절 못함, 과각성, 빠른 발화 속도, 짜증으로 흔히 발현된다. 동공이 확장되고 체온이 증가되며 땀을 많이 흘리는 등 자율신경계 증상이 흔히 동반된다.

② 저활동성(hypoactive type) : depression, catatonia, dementia로 흔히 오진된다. 과활동성 섬망에 비해 환자가 고령이고 더 심한 인지장애를 보일 수 있다.

③ 혼합형(mixed type) : 가장 흔한 형태로, 위 두 가지 형태가 혼합되어 나타난다.

4. 진단(Diagnosis)

섬망은 대부분 임상 현장에서 진단이 가능하다.
- 병력 청취 : 환자의 과거 · 현재 질병, 두부 손상력, 알코올 · 물질 의존여부를 확인한다.
- 약물 확인 : 항콜린성 약물사용 여부, 약물 상호작용 여부 등을 확인한다. 정신상태검사(MSE), 간이정신상태검사(MMSE), 신경학적 검사, 신체 검진 모두 유용하다. 이는 장애의 정도를 문서화하고 임상 경과를 파악하는 데 큰 도움이 된다. 신경학적 검사에서 인지기능의 장애 이상으로 새로 나타난 국소(focal) 신경학적 징후는 비전형적이며, 이 경우 신경과와의 협진이 필요하다.
- 표준화된 평가도구 : Delirium Rating Scale, Confusion Assessment Method가 많이 사용된다. DRS가 섬망의 심각도를 측정하는 데 유용하며, 중환자실에서도 사용 가능한 CAM-ICU는 Delirium 여부를 빠르게 판별하는 데에 유용한 도구이다.

표 15. 섬망의 평가

표준 평가	임상적인 필요에 따른 평가
활력 징후 병력 약물 사용력(현재 · 과거) 신경학적 검사 인지기능 검사 (예, 시간 · 장소 · 사람 말하기, 12월~1월/겨울~봄 거꾸로 말하기, 3 words 등록 및 회상, 시계 그리기 등)	CBC, electrolyte, BUN/Cr, Glucose Ca, PO2 , U/A, Drug screen, LFT, albumin Blood culture, HIV screening, CSF exam Chest X-ray, ECG, Brain imaging(MRI/CT), EEG

5. 감별진단(Differential diagnosis)

1) 치매(Dementia)

인지기능의 저하 및 지남력 장애, 혼동된 의식은 치매와의 감별이 필요할 수 있다. 섬망의 경우에는 내 · 외과적 상태에 따른 급속한 발생과 증상의 변동성이 특징이다. 기존에 치매가 있는 경우에는 섬망의 발생 위험이 더 높다. 이 경우에는 우선 섬망에 대한 평가와 치료가 우선시되고 섬망이 호전된 이후 치매에 대한 재평가가 필요하다.

2) 정신병적 장애(Psychotic disorders)

섬망에서도 환청 및 망상, 와해된 행동 등이 나타난다. 다만 정신병적 장애보다 망상이나 환청 내용이 짜임새가 없고 일관되지 않으며 증상의 변동성이 심하다. 섬망에서는 의식의 변화가 흔히 동반된다.

3) 우울장애(Depressive disorder)

저활동성 섬망은 우울증처럼 보일 수 있다. 다만 섬망에서는 내 · 외과적 상태에 따른 급격한 발생 및 증상의 변동성이 특징이다. 섬망에서는 혼동된 의식 및 지남력 장애가 동반된다. 우울증 및 적응장애에 섬망이 동반될 수 있다. 섬망이 우울증상에도 영향을 줄 수 있으므로 우선 섬망의 평가 및 치료가 우선시되고 섬망이 호전된 이후 우울증에 대한 재평가 후 치료를 고려한다.

6. 치료(Treatment)

섬망은 내 · 외과적 기저요인 및 유발요인에 의해 발생하므로 이러한 내 · 외과적인 요인이 좋아지면 섬망 증상도 나아진다. 우선 현재 투약 중에서 불필요한 투약은 섬망이 호전될 때까지 중단하는 것을 고려한다. 특히 항콜린성 약제 및 benzodiazepine 약물, opioid 진통제 등은 섬망 증상을 악화시킬 수 있다. 항우울제, 치매관련 투약, 진경제(metoclopramide), 항경련제 등도 섬망에 영향을 줄 수 있으므로 경우에 따라서 조절이 필요하다.

환경적으로는 낙상 등 안전사고의 예방을 위해 보호자에 의한 주의관찰 및 조치가 필요하다. 간병인보다는 가족이나 친지가 함께 있는 것이 도움이 되며 평소 익숙한 물건이나 사진을 곁에 두는 것도 도움이 된다. 시간, 장소, 사람에 관한 지남력 혼란이 동반된 경우에는 자극이 되지 않는 범위 안에서 반복해서 확인을 시켜주는 것이 도움이 된다. 낮 동안에는 커튼을 열어 빛이 들어올 수 있도록 해 주고 낮잠은 가급적이면 줄이는 것이 좋다.

섬망 증상이 발생하게 되면 낙상 등 안전사고의 위험성이 증가하고 수면장애 및 생활패턴의 변동으로 내·외과적 치료에도 부정적인 영향을 줄 수 있으므로 증상조절을 위한 약물치료가 필요하다.

일반적인 섬망의 약물치료는 소량의 antipsychotics를 사용한다. 알코올 금단에 의한 섬망 및 경련 이후의 섬망에서는 benzodiazepine을 사용한다. antipsychotics는 일반적인 경우에는 Haloperidol(0.75~3 mg)이 추천되며, 섬망 증상에 따라 second generation antipsychotics를 고려할 수 있다. 불면이 심한 경우에는 Quetiapine(6.25~50 mg), Olanzapine(1.25~5 mg)을 고려할 수 있으며 저활동성인 경우에는 Risperidone(0.25~1 mg)이 더 도움이 될 수 있다. 사용 시 주의할 부작용은 QT prolongation과 경련의 위험이다. Medical condition에 따라 소량 사용에도 영향을 줄 수 있으므로 주의관찰이 필요하다. 또한 파킨슨 증상이 있는 환자는 증상이 악화될 수 있으므로 가급적이면 EPS 영향이 적은 Quetiapine이 추천된다.

행동문제를 동반하는 경우에는 빠른 증상 완화를 위해 Haloperidol(1.25~5 mg)과 Lorazepam(1~4 mg)의 근육주사를 고려할 수 있다. Lorazepam 등의 benzodiazepine은 호흡 저하를 일으킬 수 있으므로 호흡기 질환이 있는 경우 주의가 필요하다.

알코올 금단에 의한 섬망의 경우 benzodiazepine 중에 간 기능에 영향이 적은 Lorazepam(0.25~1 mg)을 일반적으로 사용한다. 더불어 충분한 fluid 및 thiamine 공급이 필요하다. 알코올 금단과 함께 내·외과적 상황에 의한 섬망이 동반된 경우에는 antipsychotics를 함께 사용할 수 있다.

참고문헌

- Sadock BJ, Sadock VA, Ruiz P. Kaplan and Sadock's Synopsis of Psychiatry, 11th ed. Philadelphia, LWW; 2014.
- Stern TA, Fava M, Wilens TE. Massachusetts General Hospital Comprehensive Clinical Psychiatry, 2nd ed. Elsevier; 2015.

Chapter 08

정신과적 치료

I. 약물치료 - 처방 가이드라인 및 부작용을 중심으로

1. 항정신병 약물

(1) 항정신병 약물 처방의 일반 원칙

① Lowest possible dose : 환자마다 효과적인 최소 용량을 사용한다.

② Single antipsychotic therapy : 병합요법에서는 부작용의 빈도와 강도가 증가한다(특히 QT prolongation과 sudden cardiac death). 단독요법의 효과가 불충분하다고 분명하게 판단될 때에만 병합요법을 사용한다.

③ 항정신병 약물을 중단할 때에는 점진적으로 한다.

(2) 개요(introduction)

항정신병 약물은 크게 정형과 비정형으로 나눌 수 있다. 1950년대 중반에 최초의 항정신병 약물인 Chlorpromazine이 도입되었고, 이후 비슷한 효과의 약물들이 임상에 이용되었다. 이들의 항정신병 효과는 D2 수용체에 대한 길항작용에 의한 것으로 생각되었는데, 이 약물들은 기전에 따라 도파민 수용체 길항제 또는 정형 항정신병 약물로 부르게 되었다.

2. 비정형 항정신병 약물(Atypical antipsychotics)

(1) 개요(introduction)

비정형 항정신병 약물은 세로토닌-도파민 길항제로서 정형 항정신병 약물과 비교했을 때 D2 수용체에 대한 5-HT2 수용체의 차단 비율이 높고, 선조체(striatum)보다 중뇌변연계(mesolimbic)에 선택적이며, D2 수용체에서 급속 해리를 보이는 특징이 있다. 여기에는 Clozapine, Risperidone, Olanzapine, Quetiapine, Ziprasidone 등이 속하고, Aripiprazole은 도파민 부분 효현제로 기전은 다르나 비정형 항정신병 약물에 속한다고 볼 수 있다. 현재 조현병의 1차 약물로는 비정형 항정신병 약물이 정형 항정신병 약물을 대체하였는데, 추체외로증후군(EPS)이 적고 음성 증상, 인지기능저하, 그리고 우울감에도 효과를 보이기 때문이다.

(2) 약동학과 약력학(pharmacokinetics & pharmacodynamics)

Risperidone은 광범위한 1st-pass hepatic metabolism을 거쳐 9-OH-risperidone으로 대사된다. 반감기는 20시간으로 1일 1회 복용으로도 효과적이고, 비교적 강한 D2 수용체 길항제지만 고용량으로 주지 않는 한 정형 약물에 비해 EPS 발생은 적다.

Olanzapine은 40%가 1st-pass hepatic metabolism으로 불활성화되고, 반감기는 31시간으로 1일 1회 투여 가능하다. 특히 무스카린 수용체에 대해 길항작용을 한다.

Quetiapine은 위장관 흡수가 잘 되고, 반감기가 7시간으로 1일 2회 투여가 이상적이다. 무스카린 수용체에 대한 차단이 거의 없고, D2 수용체에 굉장히 약하게 결합한다.

Ziprasidone은 캡슐 형태가 가능한 유일한 비정형 약물로, 반감기는 5~10시간으로 1일 1~2회 복용하고, 음식물과 같이 투여하면 bioavailability가 2배로 증가한다. 5-HT1A 수용체에 대한 agonist 효과 등이 있다.

Aripiprazole은 반감기가 75시간으로 1일 1회 투여 가능하고, 2주가 지나야 항정상태에 도달하므로 용량 조절은 2주마다 하는 것이 적절하다. 일종의 modulator로 postsynaptic D2 수용체와 presynaptic autoreceptor에 모두 작용한다.

Clozapine은 반감기가 12시간으로 1일 2회 투여하면 1주 이내에 항정상태가 된다. 치료적 용량에서도 40~50% 정도의 선조체 D2 수용체에 대한 결합을 보여 EPS를 유발하지 않는 것으로 보인다.

(3) 적응증(therapeutic indications)

비정형 항정신병 약물은 조현병과 조현정동장애에서 급성기 및 만성기 치료에 모두 효과적이다. 양성증상의 경우 정형 약물과 동등하거나 그 이상의 효과를 보이고 음성증상의 경우는 효과가 더 우수하다.

Clozapine의 경우 치료저항성이나 중증의 tardive dyskinesia에 사용된다. 모든 비정형 약물은 급성 조증에 허가를 받았다. 조현병의 우울증상 치료에 효과적이고, 주요우울장애의 급성기 치료에서 항우울제의 보조 요법으로 사용되며 치료저항성 우울장애에도 투약할 수 있다.

이 밖에도 조현병에서 보이는 공격성 자체에 효과가 있고, 아동의 자해 행동에도 사용된다. 치료저항성 강박증에서 사용할 수 있으나 간혹 증상이 악화되는 경우도 있다. 일부 경계선 성격장애에 투약한다.

(4) 주의사항 및 부작용(precautions and adverse reaction)

Risperidone은 용량 의존적으로 EPS가 나타날 수 있어 추천 용량보다는 낮은 용량을 쓰는 경향이 있다. 체중 증가가 발생할 수 있고, 성인보다 소아에서 심하지만 Clozapine, Olanzapine보다는 덜하다. 프로락틴이 현저히 상승할 수 있고, 이로 인한 유즙분비 등이 발생할 수 있다. 유의미한 항콜린 작용은 없고, 아드레날린성 수용체에 대한 길항작용으로 일시적인 저혈압이 가능하다.

Olanzapine에서는 체중 증가가 가장 문제되는데, BMI가 높았던 사람은 증가가 덜 하고, 약 10개월이 지나야 plateau에 도달한다. 체중 증가는 용량 의존적이지 않다. 입마름, 어지러움, 변비 등이 생길 수 있고, 용량 의존적으로 진정작용이 생기는데, 이에 대해서는 내성이 생긴다. EPS도 가능하나 드물고, 2%에서 간수치 증가로 약물을 중단하는 경우가 있다. 정기적인 혈당과 간기능 검사가 필요하다.

Quetiapine의 경우 진정작용, 기립성 저혈압 등이 가장 흔한 부작용이나 대부분 일시적이고, 용량을 서서히 증가하면 발생을 줄일 수 있다. 용량에 상관없이 비정형 약물 중 EPS의 발생이 가장 적기 때문에 파킨슨병에서 도파민성 약물에 의한 정신병 치료에 유용하다. 체중증가가 있을 수 있고, 간수치의 일시적 상승도 가능하다.

Ziprasidone은 두통, 어지러움, 진정작용, 구역 등이 가장 흔한 부작용이다. 체중 증가나 프로락틴 상승은 거의 없다. QT 연장에 대한 우려가 있어 사용에 조심스러운 면이 있고, 항부정맥제제 등 QT 연장과 관련된 약물과의 병용은 금기이다.

Aripiprazole은 두통, 초조, 불안 등이 부작용으로 생길 수 있다. Akathisia와 유사한 activation이 나타날 수 있는데 약물 중단의 원인이 된다. 불면을 호소하기도 한다. 체중 증가나 프로락틴 상승은 나타나지 않고, 항콜린성 부작용도 거의 없다.

Clozapine은 진정작용, 빈맥, 저혈압, 구역, 구토 등이 흔하게 나타날 수 있다. 그 밖에도 다양한 소화계 부작용이 있는데, 변비가 가장 빈번하다. 항콜린성 부작용도 흔하고, 체중 증가는 용량과 관계 없이 나타난다. 침분비는 치료 초기부터 나타나고 사용하는 환자의 1/3에서 나타난다. 600 mg/day 이상을 사용하는 환자에게 경련 유발의 가능성이 있어 주의해야 하고 고용량을 사용하는 환자에게는 뇌파 검사를 하도록 한다. 환자의 약 1%에서 agranulocytosis가 발생할 수 있어 첫 4개월간은 매주 혈액검사를 하는 것을 권장하고 이후에는 1달에 한 번 검사하는 것을 권장한다. ANC가 2,000 이하로 떨어질 경우 주 2회 혈액검사, ANC가 1,500 미만인 경우에는 즉시 Clozapine 투여를 중단하는 등 WBC 또는 reticulocyte 수치에 따른 약물조절 방법을 알아두어야 한다. Clozapine 치료 초기에 QTc prolongation 확인을 위해 ECG를 확인한다.

(5) 약물 상호작용(drug interaction)

Risperidone은 주로 CYP 2D6로 대사되기 때문에 이를 억제하는 Paroxetine이나 fluoxetine은 Risperidone의 대사를 방해할 수 있다.

술은 Olanzapine의 흡수를 25% 정도 증가시켜 진정작용을 증가시킨다.

Phenytoin은 Quetiapine의 청소율을 5배 증가시킬 수 있으나 이외에 의미 있는 약물 상호작용은 발견되지 않는다.

Ziprasidone은 주로 CYP 3A4에 의해 대사되는데, Ketoconazole에 의해 40%까지 농도가 증가하고 반대로 유도제인 Carbamazepine에 의해 35%까지 농도 감소가 가능하다. Aripiprazole도 비슷한데 Ketoconazole, Fluoxetine, Paroxetine 등에 의해 농도가 증가하고, Carbamazepine, Valproate 등에 의해 농도가 감소한다.

Clozapine은 골수 억제 작용이 있는 약물과는 병용이 금기인데, 여기에는 Carbamazepine, Captopril 등이 있다. Lithium과 병용 시에 혼란이나 운동장애가 악화될 수 있다. 주로 CYP 1A2로 대사되는데 이 효소를 유도하는 담배에 의해 농도 감소가 가능하다.

(6) 용량 및 용법(dosage and clinical guidelines)

Risperidone은 1~2 mg으로 시작해서 증량한다. 노인의 경우 1/4로 줄여서 시작한다. 치료 효과와 혈중 농도는 무관하고, 보통 6 mg/day의 용량에서는 EPS가 많이 증가하기 때문에 주의를 요한다.

Olanzapine은 정신병의 치료에는 5~10 mg, 조증의 치료에는 10~15 mg으로 시작한다. 치료용량은 5~20 mg/day으로 다양하나 치료저항성의 경우 30~40 mg/day까지 증량하기도 한다.

Quetiapine은 25 mg bid로 시작해서 증량하고, 반감기는 짧지만 1일 1회 투약도 가능하다. 조현병에서는 400 mg, 조증에서는 800 mg, 우울증에서는 300 mg이 목표 용량이 되는 경우가 많지만, 일부 환자에서는 1,200~1,600 mg까지 증량하기도 한다. 수면장애에서 25~300 mg/day으로 사용 가능하다.

Ziprasidone은 20 mg bid로 시작해서 치료 효과는 80~160 mg/day에서 보인다.

Aripiprazole은 10~15 mg/day으로 시작할 수 있지만 부작용에 대한 고려로 보통 5 mg으로 시작한다. 치료 효과는 15~30 mg/day에서 보인다.

Clozapine은 12.5~25 mg으로 시작해서 2일마다 25 mg씩 증량시켜 300 mg까지를 목표로 증량한다. 효과를 평가하는 데 3~6개월 정도 걸리므로 다른 약물에 비해서 긴 기간이 필요하고, 치료 저항을 보일 경우 혈중 농도를 측정하는 것이 도움되기도 한다. 보통 350 mg/mL 이상에서 반응이 좋으며, 유효 혈중 농도는 350~420 ng/mL로 권유되나 실제 임상에서는 약물 농도보다는 임상적 효과가 있느냐가 더 중요하다. Clozapine이 1,000 ng/mL 이상일 경우 seizure의 위험이 높아진다고 알려져 있으며 약물농도 참고하여 약물이 과용량으로 처방되지 않도록 한다.

3. 정형 항정신병 약물(Typical antipsychotics)

(1) 약동학 및 약력학(pharmacokinetics & pharmacodynamics)

대부분 CYP 2D6를 통해 대사되므로 이를 억제하는 SSRI나 TCA와의 상호작용으로 혈중 농도가 증가하여 항콜린 작용이 커질 가능성이 있다. 항정신병 효과는 D2 수용체가 60% 정도 차단되면 나타나는데, 80% 이상에서는 추체외로 증후군의 가능성이 높아진다.

치료 효과를 얻는 데 필요한 약물의 용량에 따라 저역가 약물과 고역가 약물로 나눌 수 있다. 저역가 약물에는 대표적으로 Chlorpromazine 등이 속하고, 체중 증가, 진정 작용이 많다. 고역가 약물에는 Haloperidol 등이 속하고 추체외로 증후군이 더 빈번히 나타난다. 저역가 약물에서 급성 추체외로 증후군은 적지만 지연성 운동장애(tardive dyskinesia)는 고역가 약물보다 적지 않다.

(2) 적응증(therapeutic indications)

조현병과 조현정동장애의 급성기 및 유지 치료에 효과적이다. 특히 망상, 환각, 초조 등과 같은 양성 증상에 효과적이나 음상 증상에는 효과가 떨어지고 오히려 악화되어 보일 수 있다. 기분 장애에서 조증의 급성기 정신병적 증상을 조절하거나 정신병적 증상을 동반하는 우울증에서 사용될 수 있다. 그 밖에도 망상장애, 경계선 성격장애, 섬망과 치매에서의 초조, 물질 유발 정신병적 장애 등에 적응증이 있고, 특히 심한 초조와 난폭한 행동에서는 진단에 상관없이 사용할 수 있다.

(3) 주의사항 및 부작용(precautions and adverse reaction)

도파민 수용체 길항제(dopamine receptor antagonist, DRA)의 사용에는 신경학적 부작용을 먼저 고려해야 한다. Akathisia, acute dystonia, drug-induced Parkinsonism을 비롯하여 neuroleptic malignant syndrome, tardive dyskinesia, and tardive dystonia 등을 주의해야 한다. DRA는 경련의 역치를 낮출 수 있고, 저역가 약물에서 가능성이 높다. 이 밖에도 진정 작용, 항콜린성 작용, 심장 독성, 기립성 저혈압, 백혈구 감소증 등이 부작용으로 발생할 수 있다.

(4) 용량 및 용법(dosage and clinical guidelines)

단기 치료에서 Haloperidol 5~20 mg이 충분하고 대개 Chlorpromazine equivalent로 300~600 mg에서 치료적 효과를 갖는다. 정신병적 증상의 치료 초기에 초조, 흥분이 먼저 호전되고, 보통 효과를 평가하기 위해 6주가 필요하다.

4. 항우울제(Antidepressant)

1) Selective Serotonin Reuptake Inhibitor

(1) 개요(introduction)

기존의 TCA보다 muscarinic, histamine, alpha-adrenergic 수용체에 대한 길항작용이 적어 내약성이 좋아졌다. 하지만 약별로 조금씩 다른 특성이 있다.

Fluoxetine은 반감기가 다른 SSRI보다 길다(4~6일).

Sertraline은 음식과 함께 복용하면 흡수가 증가한다.

Escitalopram은 가장 serotonin에 선택적으로 reuptake를 억제한다.

Paroxetine은 anticholinergic activity가 SSRI 중에 가장 강하다.

(2) 적응증(therapeutic indications)

① 우울증 : 우울증의 1차약으로 가장 많이 쓰이고 있다. SSRI를 직접 비교하면 약물 간 효과의 차이는 관찰되지 않는다. 그러나 개개인마다 약물 반응에서 다양한 차이를 보인다. 부작용에 따라 SSRI를 선택하기도 한다.

② 강박증 : 효과적인 SSRI 용량은 우울증에서 사용하는 용량보다 높고, 더 오래 기다려야 효과가 나타난다(수개월까지).

③ 공황장애 : SSRI가 효과적이나, SSRI 자체에 의해 불안이 초반에 일시적으로 올라갈 수 있음을 인지해야 한다.

④ 사회불안장애, 외상 후 스트레스 장애, 범불안장애 등의 다른 불안 장애에도 효과가 있다.

⑤ 식이장애 : Fluoxetine이 신경성 과식증에 효과가 있다(60 mg/day).

⑥ 월경 전 불쾌장애

⑦ 통증 : 신경병증적 통증에 효과가 있다.

(3) 부작용(adverse reactions)

① 성기능 장애 : 사용하는 동안 계속 지속된다. 환자들이 먼저 말하지 못하는 경우가 있다. 용량을 감량하거나, Bupropion, Mirtazapine으로 변경하는 것을 고려할 수 있다.

② 위장관 부작용 : 구역, 설사 등은 2~3주 이내에 저절로 호전된다. 1/3에서는 체중 증가가 나타난다.

③ 불안 : 초반에 불안이 상승될 수 있고 Fluoxetine의 경우 특히 유의해야 한다.

④ 수면 장애 : Fluoxetine은 불면을 일으킬 확률이 높고, Paroxetine은 졸림 확률이 높다.

⑤ Anticholinergic activity : Paroxetine의 경우 입마름, 변비, 졸림 등이 나타난다.

⑥ 저나트륨혈증 : 피로, 두통, 의식 변화 등이 나타날 수 있다.

⑦ 세로토닌 증후군 : 설사, 땀, 진전, 실조증, 근육강대경련, 항진된 반사, 지남력 상실, 감정 기복 등이 나타난다. 임상양상이 의심되면, 치료는 투약을 중단하고, cyproheptadine, benzodiazepine 등으로 치료한다.

⑧ 금단 증후군 : Paroxetine/Fluvoxamine같이 반감기가 짧은 경우 더 잘 발생한다. 증상으로는 어지러움증, 나약함, 구역, 두통, 불안, 불면, 집중력 저하, 상기도 증상, 이상감각 등이 나타난다. 갑작스러운 중단 1~2일 뒤 생겨 3주까지 증상이 지속될 수 있다. Fluoxetine으로 교체한 뒤 서서히 중단하는 것도 도움이 된다.

⑨ 기타 : 두통, 땀, 하품, 경련, 추체외로 부작용, 출혈 경향

(4) 약물 상호작용(drug interactions)

Fluvoxamine은 CYP1A2, CYP3A4 억제를 강하게 한다.

Paroxetine, Fluoxetine은 CYP 2D6 억제를 강하게 한다.

(5) 용량 및 용법(dosage and clinical guidelines)

Fluoxetine은 10~20 mg/day을 시작용량으로 주로 아침에 복용, 구역을 줄이기 위해 음식과 함께 복용한다. 80 mg/day까지 증량이 가능하다.

Sertraline은 50 mg/day을 시작용량으로 200 mg/day까지 증량이 가능하다.

Paroxetine은 10~20 mg/day을 시작용량으로 50 mg/day까지 증량이 가능하다. 금단 증후군을 잘 일으키는 SSRI이므로 2~3주마다 용량을 줄이면서 천천히 tapering 한다.

Fluvoxmaine은 50 mg/day을 시작용량으로 하고, 300 mg/day까지 증량이 가능하다. Escitalopam은 5~10 mg/day을 시작용량으로 하고, 20 mg/day까지 증량이 가능하다.

2) Serotonin-Norepinephrine Reuptake Inhibitor

(1) 개요(introduction)

세로토닌뿐만 아니라 노르에피네프린에도 선택적으로 적용한다. Muscarinic, histamine, alpha-adrenergic 수용체에 대한 길항작용이 적다. 노르에피네프린에 가장 potent한 것은 Milnacipran, 그다음이 Duloxetine, 마지막이 Venlafaxine이다.

(2) 적응증(therapeutic indications)

① 우울증

② 불안장애 : 범불안장애, 사회불안장애, 공황장애

③ 통증

(3) 부작용(adverse reactions)

- 구역, 식욕 감소, 변비 등의 소화기 부작용이 많다.
- 발한은 SSRI보다 더 흔하다.
- 고혈압
- 산동
- 이 외의 부작용은 SSRI와 비슷하다.

(4) 약물 상호작용(drug interaction)

Duloxetine은 CYP의 moderate inhibitor이다.

(5) 용량 및 용법(dosage and clinical guidelines)

Venlafaxine은 75 mg/day에서 시작하여 225~375 mg/day까지 사용할 수 있다. Duloxetine은 30 mg/day에서 시작하여 120 mg/day까지 사용할 수 있다. Milnacipran은 25 mg/day에서 시작하여 100 mg/day까지 사용할 수 있다.

3) Bupropion

(1) 개요(introduction)

- 항우울 기전 – Dopamine, norepinephrine reuptake inhibitor
- 금연 기전 – Dopamine reward pathway 또는 nicotine acetylcholine receptor inhibitor

(2) 적응증(therapeutic indications)

① 우울증 : 체중 증가, 성욕 감소 부작용이 덜하다.
② 계절성 정서장애 : 우울삽화 예방 효과가 있다.
③ 니코틴 의존
④ 양극성 우울증 : 다른 항우울제보다 조증 삽화로의 conversion이 적다는 보고가 있다.

(3) 부작용(adverse reaction)

① 두통, 불면, 진전, 구역
② 정신병적 증상 유발 가능
③ 기립성 저혈압, 체중 증가, 졸림, 항콜린 효과 등이 적다.
④ 혈압 상승
⑤ 경련 역치 저하 : 고용량에서 주의

(4) 약물 상호작용(drug interaction)

Cytochrome 2D6를 억제한다.

(5) 용량 및 용법(dosage and clinical guidelines)

보통 150 mg에서 초기 용량을 정하고, 300 mg까지 증량 가능하고 450 mg까지 사용하기도 한다. 주로 아침에 투약한다. 금연 목적의 경우 금연 1~2주 전에 복용을 시작하고 SR 150 mg을 초기 용량으로, 4일째에 300 mg으로 증량한다.

4) Mirtazapine

(1) 개요(introduction)

Central presynaptic alpha 2 – adrenergic receptor antagonist

이 외에도 alpha 1, H1, mACh, 5-HT2/5-HT3 antagonist, 5-HT1 agonist 기전도 있다.

(2) 적응증(therapeutic indications)

① 우울증 : 불면, 식욕저하에 효과가 있다.
② 항암치료 받는 환자 : 마찬가지로 불면, 식욕저하에 효과가 있다.

(3) 부작용(adverse reactions)

- 졸림 : 통상 자기 전에 처방한다. 낮에 부작용 있을 수 있으나, 첫 1주일 동안 강한 진정 효과는 점차 약해진다.
- 식욕 증진, 콜레스테롤 증가, 중성지방, 간수치 증가
- 기립성 저혈압
- 항콜린 효과 : 입마름, 변비

(4) 약물 상호작용(drug interaction)

Cytochrome 억제 · 유도가 적다.

(5) 용량 및 용법(dosage and clinical guidelines)

취침 전 15 mg 복용하라고 되어 있으나, sedation의 부작용 때문에 통상적으로 7.5 mg이나 3.75 mg을 첫 복용하여 부작용을 확인 후 증량하는 경우가 많다. 하지만 오히려 이 용량에서 진정 효과가 더 강한 경우도 있으며, 30 mg, 45 mg 등의 용량에서는 오히려 수면을 못 이루는 경우도 있다.

5. 기분조절제(Mood stabilizer)

1) Lithium

(1) 개요(introduction)

1가 이온. 위장관에서 완전히 흡수되고, 최고 혈중 농도 도달 시간은 1~4시간이다. 혈중 단백 결합이 없으며 신장으로 배설된다.

(2) 적응증(therapeutic indications)

① 조증 삽화 : 단독 투여 시 치료 농도(문헌에 따라 다르지만 0.6~1.2 mEq/L, 1.0~1.5 mEq/L까지 증량하기도 함) 도달 후 1~3주에 걸쳐 반응이 나타난다. 이에 즉각적인 완화를 위해 벤조디아제핀이나 항정신병제, 다른 기분조절제를 병합 투약하는 경우가 많다.
② 우울 삽화 : 양극성장애 우울 삽화 치료에 효과가 있다. 이외에도 항우울제에 반응이 없는 주요우울장애에서 병합 요법으로 사용되기도 한다.

③ 양극성장애에서의 유지요법 : Lithium으로 유지 치료하는 경우 조증 · 우울증 삽화의 빈도, 중증도, 기간을 현저히 감소시키는 것으로 알려져 있다. 우울증보다는 조증 예방에 조금 더 효과가 있다고 한다. 대개는 급성 조증에서의 용량보다는 낮은 농도에 맞추어 투약한다.

④ 조현정동장애 및 조현병 : 항정신병 약물을 복용할 수 없을 때나 항정신병 약물로 효과가 부족한 경우 고려할 수 있다.

(3) 부작용(adverse reactions)

기본적으로는 정기적으로 혈중 농도를 측정하도록 한다. 그리고 신기능, 갑상선기능, 심전도는 정기적으로 측정하도록 한다.

① 염분 및 수분 섭취에 대한 교육 필요 : 과도한 염분 섭취는 Lithium 농도의 감소를, 탈수는 Lithium 농도의 증가를 가져온다.

② 위장관 증상 : 구역 · 설사가 흔하다. 구역을 줄이기 위해 음식과 함께 복용, 분복하도록 하고 필요할 경우에는 대증적 치료를 같이 한다.

③ 체중 증가가 있을 수 있으며 부종이 나타나는 경우도 있다.

④ 진전(8~12 Hz)이 있을 수 있고 보통 베타 차단제로 조절한다.

⑤ 인지기능 저하도 다른 기분 조절제처럼 나타날 수 있다.

134 ⑥ 신장 기능 저하 : 항이뇨호르몬에 대한 길항 작용으로 인하여 다뇨, 그리고 이차적으로 다음증이 나타날 수 있다. 체액 회복, Lithium의 용량 감량, 분복 대신 하루 한 차례로 한꺼번에 복용하는 것이 도움이 될 수 있다.

⑦ 갑상선기능 이상 : 이 중 갑상선기능저하증이 가장 흔하다. 양극성장애에서 우울삽화가 나타났을 때 갑상선 기능저하 여부를 확인해야 한다. 갑상선기능 이상이 의심되는 경우 기본 TFT를 하고 내분비내과에 의뢰해야 하는 경우가 있다.

⑧ 심전도 이상 : 흔히 보고되는 것은 T wave flattening, inversion이고, block이 나타나는 경우도 있어서 sick sinus syndrome에서는 금기이다.

⑨ 임산부 : Ebstein's anomaly 위험이 증가하므로 금기이다.

⑩ 양성 백혈구 증가증이 나타날 수 있다.

(4) Lithium 중독

응급 상황으로, 응급실에서 환자를 평가할 때 알아두어야 한다. 혈중 농도 결과가 바로 나오지 않는 경우가 있기 때문에 임상 양상으로 추정 가능해야 하다. Lithium 중독이 의심되면 Lithium을 바로 끊어야 하고 아래와 같은 이상을 확인해야 한다. 활력 징후, 신기능, 심전도, 전해질 등을 확인해야 하고, 약물 중독에 준하여 대증적 치료를 해야 한다. 증상이 심한 경우에는 투석을 고려해야 한다.

- 1.5~2.0 mEq/L : 위장관 증상, 신경적 증상(ataxia, dizziness, slurred speech, nystagmus 등)

- 2.0~2.5 mEq/L : 위장관 증상, 각종 운동 장애(항진된 반사, choreoathetoid 움직임, 근육 fasciculation), 저혈압, 부정맥, 섬망, 혼수
- >2.5 mEq/L : 전신성 경련, 신부전, 사망

(5) 약물 상호작용

- Lithium 농도를 증가시킬 수 있는 약 : NSAID, celecoxib, thiazide diuretics, K^+ sparing diuretics, ACE inhibitor, Metronizadole
- Lithium 농도를 감소시킬 수 있는 약 : Loop diuretics, carbonic anhydrase inhibitor, xanthine, osmotics, NaHCO3

(6) 용량 및 용법

5일간 일정량을 복용하고 혈액 농도를 측정한다. 하루에 2~3회 분복 중 마지막 투여분을 복용하고 12시간 후에 채혈하라고 권유하고 있으나, 입원 환자의 경우에는 더 빨리 측정하는 경우도 많다. 초기용량은 300~900 mg으로, 혈중 농도를 측정하면서 증량한다. 급성 조증의 경우 보통 1.0~1.5 mEq/L까지 증량하기도 하나, 일반적인 치료용량은 0.6~1.0 mEq/L 정도이다. 하지만 용량, 농도, 치료적 효과가 서로 반드시 일치하는 것은 아니므로 임상적 판단이 중요하다. 복용을 잊었을 경우 최대한 빨리 복용하라고 권유하고 있으나, 다음 용법이 4~6시간 이내라면 복용을 건너뛰고 다음 용법을 복용하라고 되어 있다.

Lithium을 빠르게 중단하면 재발 위험성이 높아지므로, 중단할 때는 응급 상황이 아니라면 천천히 감량하도록 한다.

2) Valproate

(1) 개요(introduction)

위장관에서 1~2시간만에 흡수되고 최고혈중농도는 4~5시간이며, 반감기는 10~16시간이다.

(2) 적응증(therapeutic indications)

① 조증 삽화 : 혈중 농도 50 ug/mL 이상이 된 후 1~4일 정도 지나면 반응이 나타난다.

② 혼재성 삽화에도 효과가 있다.

③ 양극성장애 우울 삽화 : 우울 삽화에도 효과가 있다고 하나, 그 효과는 조증 삽화에서의 효과보다는 떨어진다고 되어 있다.

④ 양극성장애에서의 유지요법 : 급속 순환형, 혼재성 양상(with mixed features), 물질장애나 공황장애 공존, 2차적인 양극성장애 등에서 특히 효과가 있다.

⑤ 조현정동장애 및 조현병 : 항정신병 약물에 부가적 요법으로 많이 쓰인다. 고용량의 Clozapine 복용자에게서 경련 치료 목적으로도 쓰인다.

(3) 부작용(adverse reactions)

① 간독성, 간수치 증가

② 췌장염

③ 고암모니아혈증 : 이에 의한 뇌병증이 발생할 수 있다(노인은 특히 감별 필요).

④ Polycystic ovary syndrome : 무배란, 탈모, 여드름, 다모증(Hirsutism) 등의 증상

⑤ 인지기능 저하

⑥ 체중 증가

⑦ 혈소판 감소증, Bone marrow suppression

⑧ 임산부 : Neural tube defect 위험이 증가된다.

(4) 용량 및 용법(dosage and guidelines)

치료적 용량은 500~750 mg/day에서 시작해 50~100 ug/mL 혈중 농도를 맞춘다. 하지만 용량, 농도, 치료적 효과가 서로 반드시 일치하는 것은 아니므로 임상적 판단이 중요하다.

3) Lamotrigine

(1) 개요(introduction)

98%의 Bioavailability, 반감기는 25시간 정도이다.

(2) 적응증(therapeutic indications)

양극성장애 환자의 우울 삽화와 유지용법에 효과가 있다. 유지용법에서는 조증보다는 우울증 삽화 간의 간격을 늘리는 데 더 효과적이다. 단독으로 급성 조증에는 효과가 없다고 알려져 있다.

(3) 부작용(adverse reactions)

① 발진(skin rash) : 첫 2달 동안 5~10% 정도 보고되고 있다. Steven-Johnson syndrome, toxic epidermal necrolysis 등의 위험이 있기 때문에 발진이 심하면 약물을 즉시 중단해야 한다. 초기용량이나 증량 속도가 권고 기준보다 높으면 호발한다고 되어 있고, 16세 미만의 경우 발진에 더 민감하므로 사용하지 않는다.

② 이외의 부작용 : 어지러움증, 운동실조, 두통, 복시, 구역, 인지기능 저하 등

③ 불면, 체중 증가 등의 부작용은 적은 편이다.

(4) 약물 상호작용(drug interaction)

① Valproate : 같이 사용하면 Lamotrigine의 혈중 농도가 2배로 증가된다.

② Carbamazepine : 같이 사용하면 Lamotrigine의 혈중 농도가 0.5배로 감소된다.

(5) 용량 및 용법(dosage and guidelines)

1~2주는 25 mg/day에서 시작, 3~4주째에는 50 mg/day으로 증량, 5주째에는 100 mg/day으로 증량한다. Carbamazepine을 병합하는 경우에는 상기 용량의 2배로, Valproate를 병합하는 경우에는 상기 용량의 1/2배로 하면 된다. 4반감기 이상 후 steady state에서 약물 농도를 측정해가면서 사용한다.

4) Carbamazepine

(1) 개요(introduction)

음식과 함께 복용 시 흡수가 촉진된다. Cytochrome CYP 450을 auto-induction 하기 때문에 장기 복용 시에는 평균 반감기가 26시간에서 12시간으로 감소하고 복용한 달 후에 최고에 이른다.

(2) 적응증(therapeutic indications)

양극성장애의 조증 삽화, 우울 삽화, 유지 용법에 쓰일 수 있다. 조증의 치료에 사용될 때 그 효과가 나타나는 데 1주일 정도 걸린다. 급성 알코올 금단 치료에도 사용될 수 있으며, 공격성에도 효과가 있다.

(3) 부작용(adverse reactions)

- 용량 의존적 부작용 : 복시, 현기증, 위장관 장애, 인지기능 저하, 혈액학적 부작용
- 특이체질 부작용 : 무과립구혈증, Steven-Johnson syndrome, 재생 불량성 빈혈, 간부전, 발진, 췌장염
- 임산부 : Neural tube defect 위험이 증가된다.

(4) 약물 상호작용(drug interaction)

Cytochrome 3A4 induction으로 수많은 약물의 농도를 감소시킨다.

(5) 용량 및 용법(dosage and guidelines)

100~400 mg/day에서 시작해 4~12 ug/mL 혈중 농도를 맞춘다. 하지만 용량, 농도, 치료적 효과가 서로 반드시 일치하는 것은 아니므로 임상적 판단이 중요하다.

6. Benzodiazepine

1) 개요

Benzodiazepine은 benzodiazepine receptor에 작용하여 γ-aminobutyric acid (GABA) activity를 조절한다. Benzodiazepine의 의학적 용도는 주로 불면, 급성 불안, 초조 등에 대한 즉각적 치료다. 마취제, 항경련제, 근육이완제로도 사용될 수 있으며 의존과 내성이 발생할 수 있어 심리적 · 신체적 의존 가능성에 유의하여야 한다. 장기적인 사용이 필요할 경우 정신치료를 동반하여야 하며 가능하면 다른 약물로 교체하는 것이 원칙이다.

2) 약동학 및 약력학(Pharmacokinetics & Pharmacodynamics)

위장관에서 변화되지 않고 완전 흡수가 이루어진다. GABA-a type의 수용체에 결합하여 염소 이온 통로를 열고 뉴런과 근육의 firing rate를 감소시킨다. Alcohol이나 barbiturate는 고용량에서 직접 염소 이온 통로에 작용할 수 있어 위험하나 benzodiazepine은 직접 작용하지 않으므로 고용량에서도 비교적 안전하다.

Benzodiazepine을 작용시간에 따라 분류하면 다음과 같다. Long-acting drug는 반감기가 대략 30~100시간 정도이며 Diazepam, Chlordiazepoxide, Clonazepam, Flurazepam 등이 이에 속한다. Intermediate acting drug는 반감기가 8~30시간이며 Lorazepam, Oxazepam, Temazepam, Estazolam이 여기에 속한다. 끝으로 short-acting drug으로는 반감기가 10~15시간 정도인 Alprazolam과 반감기가 2~3시간으로 가장 짧은 Triazolam이 있다.

작용시간에 따른 장단점을 살펴보면 long-acting drug의 경우 약물 복용을 자주 하지 않아도 되고 혈중 농도의 변화가 없으며 금단증상이 덜한 장점이 있다. 반면 약물이 축적될 수 있고 낮시간의 인지기능 저하 등이 초래될 수 있으며 진정작용이 심하게 나타날 수 있다. Short-acting drug의 경우 약물 축적이 없고 낮시간에 진정작용이 덜한 것은 장점이나 금단 증상이 심한 단점이 있다.

3) 적응증(Therapeutic indications)

(1) 불면(insomnia)

불면은 여러 신체적 · 정신적 질환의 증상일 수 있으므로 원인의 감별 없이 7일 이상 수면제를 사용하는 것은 권장되지 않는다. 그러나 입원 중 과도한 자극이나 통증, 급성 스트레스에 의한 불면 시 단기간 benzodiazepine을 사용하는 것이 만성 불면증을 예방하는 데 도움이 될 수도 있다.

Benzodiazepine은 수면의 질과 시간을 향상시키고 수면 잠복기를 감소시키며 렘수면 시간을 줄인다. Flurazepam, Temazepam, Quazepam, Estazolam, Triazolam이 수면제로 허가 받았으나 모든 benzodiazepine이 수면제로 사용이 가능하다.

(2) 불안장애(anxiety disorder)

범불안장애에서 효과를 보인다. 되도록 짧은 기간만 사용하는 것이 원칙이나 간혹 장기 유지 치료가 필요한 때도 있다. 공황장애에서는 고역가인 Alprazolam과 Clonazepam이 주로 사용된다. SSRI에 비하여 작용이 빠르고 성기능 장애나 체중 증가 등의 부작용을 유발하지 않아 선호된다. 그 밖에도 사회 공포증이나 강박증에서도 보조적인 요법으로 쓰일 수 있다.

(3) 기분장애(mood disorder)

우울장애에 동반된 불안에 Alprazolam이 사용될 수 있다. Alprazolam은 TCA 정도의 항우울 효과를 지닌 유일한 벤조디아제핀이나 단독으로 항우울치료로 쓰이기보다는 부가요법으로 쓰인다. Clonazepam, Lorazepam, Alprazolam은 양극성장애에서 급성 조증 삽화에 효과가 있다. 특히 Clonazepam의 경우 Lithium, Lamotrigine의 부가요법으로 삽화 간의 간격을 늘리고 우울삽화의 횟수를 줄이는 효과가 있다.

4) 주의사항 및 부작용(Precautions and Adverse reaction)

(1) 과용량 사용 시

벤조디아제핀은 과용량 사용하여도 비교적 안전한 편이다. 정신운동능력이 저하되고 심한 진정작용과 기억장애 등이 발생할 수 있다. 과용량 사용 시에는 benzodiazepine receptor antagonist인 Flumazenil을 사용할 경우 이러한 증상들을 효과적으로 교정할 수 있다. 이때 여러 약물이 과용량 사용될 경우 벤조디아제핀의 효과가 차단되면서 다른 약물의 독성이 심하게 나타나 오히려 위험해질 수 있으므로 복용 약물의 종류를 정확히 파악하고 이에 대처해야 한다.

Flumazenil 사용법

Flumazenil은 IV로 투여하며 반감기는 7~15분 정도로 짧은 편이다. 투여 전에 airway 및 IV route를 확보한다. 초기 용량은 0.2 mg(2 mL)를 IV로 30초에 걸쳐 투여한다. 30분 이후에도 의식이 돌아오지 않으면 0.3 mg을 다시 30초에 걸쳐 투여한다. 이후에도 30초 동안 1분 간격으로 0.5 mg씩 투여하여 3.0 mg까지 투여가 가능하다. 대부분의 환자는 1~3 mg 투여로 반응을 보인다. 총 5 mg 투여 후에도 반응이 없다면, 이는 벤조디아제핀의 과다 사용에 의한 것이 아닐 가능성을 감별해야 한다.

(2) 부작용(adverse reactions)

진정작용 및 어지럼증이 흔하게 나타나므로 기계조작이나 운전을 금지한다. 반감기가 긴 약물을 복용할 경우 이러한 부작용이 지속될 가능성이 높고 치료 초기에 더욱 주의해야 한다. 또한 술과 같은 다른 중추신경 억제 효과를 보이는 약물을 함께 복용 시 부작용이 악화된다. 이외에도 weakness, nausea/vomitting, blurred vision, epigastric distress, mild cognitive impairment 등이 나타날 수 있고 과다 복용으로 인한 중독(intoxication)의 경우 confusion, slurred speech, ataxia, dyspnea 등이 발생할 수 있다.

간질환이 있을 경우와 노인의 경우 특히 주의해야 하며 간질환이 있을 경우에는 Lorazepam이나 Oxazepam을 사용한다. 충동조절이 어렵고 공격적인 행동을 보이는 환자나 경계성 성격장애 및 반사회적 성격장애 환자의 경우 benzodiazepine 사용으로 인하여 오히려 공격적인 행동이 탈억제되는 경우가 있어 주의가 필요하다. 임산부가 복용할 경우 태아 기형의 위험이 있고(대부분 class D) 모유로 분비되므로 이 시기에는 가급적 복용을 피한다.

(3) 내성, 의존 및 금단 증상(tolerance, dependence, and withdrawal symptoms)

적정량으로 단기간(1~2주) 사용 시에는 잘 발생하지 않는다. 그러나 short-acting의 경우는 발생 가능하다. 일부 환자의 경우 항불안 효과 유지를 위하여 점차 복용량을 늘려야 할 수 있다.

금단 증상의 경우 약물의 반감기, 사용 용량, 사용 기간, 감량 속도에 따라 결정된다. anxiety, nervousness, diaphoresis, restlessness, irritability, fatigue, lightheadedness, tremor, insomnia 등이 나타날 수 있고 반감기가 짧은 약물을 급격히 중단할 경우 depression, paranoia, delirium, seizure 등이 나타나기도 한다. 심각한 금단 증상을 보일 경우 사망할 수도 있으며 기간은 수주 내지 수개월 지속될 수 있다. 반감기가 긴 약물을 복용한 경우 1~2주 지연되어 금단 증상이 발생할 수도 있다.

이러한 금단 증상을 예방하기 위해서는 점진적인 약물 감량이 필요하다. 1주일에 25%씩 감량을 시도해볼 수 있다. Alprazolam처럼 반감기가 짧은 약물을 장기간 사용하였을 경우보다 천천히 1주에 10%씩 감량한다. Clonazepam과 같이 반감기가 긴 약물로 교체 후 감량하는 것이 도움이 되기도 한다.

5) 약물 상호작용(Drug interactions)

가장 흔하고 위험할 수 있는 상호작용은 술이나 barbiturate, TCA, antipsychotics, opioid, antihistamine 등의 중추신경 억제제와의 병용이다. 과도한 진정작용이나 호흡 저하 등을 초래하여 위험할 수 있다. Lithium과 antipsychotics, Clonazepam과 병용 시 ataxia, dysarthria 발생 가능하며 benzodiazepine과 Clozapine 병용 시 섬망의 발생 가능성이 있어 피해야 한다.

제산제나 음식이 benzodiazepine의 흡수를 감소시킬 수 있다. CYP 효소의 저해제로 작용할 수 있는 Cimetidine, Omeprazole, Disulfiram, Isoniazid, estrogen 및 경구피임약 그리고 자몽 주스는 benzodiazepine의 혈중 농도를 높일 수 있다.

Nefazodone, Fluvoxamine은 CYP3A4 억제로 Triazolam, Alprazolam 농도를 toxic level까지 상승시킬 수 있어 Triazolam은 75%, Alprazolam은 50% 용량을 줄여 투여한다. Midazolam, Clonazepam도 3A4로 대사되어 농도 상승이 가능하다. Benzodiazepine 사용이 Phenytoin과 Digoxin의 혈중 농도를 상승시킬 수 있다.

6) 용량 및 용법(Dosage and Clinical guidelines)

저용량으로 시작하고 진정작용과 남용 우려에 대한 환자교육이 필요하다. 약물 투여 지속 기간을 치료 초기에 결정하고 지속 여부에 대해서는 매달 재평가를 시행한다. 약물을 선택할 때에는 약물의 반감기와 작용 시간, 역가 등으로 고려한다. 세부 약물에서의 Lorazepam 1 mg을 기준으로 한 등가용량과 허가용량은 〈표 16〉과 같다.

표 16. 벤조디아제핀의 등가용량 및 허가용량(lorazepam 1 mg 기준)

약물	등가 용량	허가용량(mg)	약물	등가 용량	허가용량(mg)
Lorazepam	1	0.5 ~ 6.0	Midazolam	0.25	1 ~ 50
Diazepam	5	2.5 ~ 40.0	Triazolam	0.125	0.125 ~ 0.250
Clonazpam	0.5	0.5 ~ 4.0	Oxazepam	10	15 ~ 120
Alprazolam	0.25	0.5 ~ 6.0	Flurazepam	5	15 ~ 30
Chlordiazepoxide	15	10 ~ 100	Clorazepate	7.5	15 ~ 60

7. 수면제(Hypnotics)

흔히 수면제라 함은 benzodiazepine, Melatonin, 그리고 Zolpidem, Zaleplon, Eszopiclone의 세 가지 non-benzodiazepine agonists를 통칭하는 'Z-drugs'을 의미한다. 여기서는 Z-drugs과 Melatonin에 대하여 설명하고자 한다. 이하의 약물들은 모두 수면 유도에 쓰이는 것이므로 따로 치료적 적응증에 대한 언급은 하지 않는다.

1) Z-drugs

(1) 약동학 및 약력학(pharmacokinetics & pharmacodynamics)

Z-drug는 Omega-1 receptor of GABA-A receptor complex에 작용한다. 경구로 복용하였을 때 흡수가 우수하나 음식과 함께 섭취 시 1시간 정도 흡수가 지연된다. 대체로 반감기는 1~6시간 정도로 짧다. 빨리 대사되고 활성 대사산물이 없어 장기 사용 시 축적되는 문제가 없다. 보통은 중단 시 rebound insomnia가 없으나 간혹 중단 후 2~3일 정도는 수면 장애를 겪을 수 있다. 1개월 이상 사용하여도 지연된 부작용이 나타나지 않는 것으로 보인다. 또한 잔여 진정작용이 거의 없다.

(2) 주의사항 및 부작용(precautions and adverse reaction)

① 과용량 사용 시

Z-drug는 과용량 사용 시에도 비교적 안전한 편이다. Eszopiclone의 경우 과용량 사용 시에는 진정작용이 심하며 혼수상태에 이를 가능성이 있으므로 유의해야 한다. 또한 다른 중추신경 억제제와 함께 사용할 경우 과용량 사용 시 위험할 수 있다. 치료는 gastric lavage나 Flumazenil을 사용한다.

② 부작용(adverse reactions)

부작용은 대체로 심하지 않다. Zolpidem는 10 mg에서도, Zaleplon은 10 mg 이상에서 어지럼증, 과도한 진정작용, 소화불량 등이 발생할 수 있다. 임신, 수유 시에는 복용하지 않는다. 노인이나 간질환이 있는 경우 감량하여 복용한다.

③ 금단(withdrawal symptoms)

Zolpidem이나 Zaleplon을 장기간 고용량 사용하다가 중단할 경우 1일 정도 금단 증상이 발생할 수 있다. Z-drug의 진정작용에는 내성이 생기지 않는다.

(3) 용량 및 용법(dosage and clinical guidelines)

Zolpidem은 최대 10 mg까지 사용하며 노인에서는 5 mg만 투여한다. CR 제제가 있으며 성인은 자기 전 12.5 mg, 노인에서는 6.25 mg 투여한다. Zaleplon은 10 mg으로 시작되어 20 mg까지 증량이 가능하다. 노인과 간기능 저하 환자는 시작 용량을 5 mg으로 한다. 한 번 복용으로 다른 부작용 없이 4시간 수면 효과가 있다. Eszopiclone은 간기능 저하 환자나 CYP3A4 inhibitor를 복용 중인 환자는 1 mg 이하에서 시작한다. 권장되는 유지 용량은 성인은 2~3 mg, 노인은 2 mg이다.

2) 멜라토닌(Melatonin)

멜라토닌은 야간에 송과체(pineal gland)에서 생산되며 빛에 의하여 분비가 억제되고 빛에 의하여 분비가 활성화된다. 아미노산인 tryptophan으로부터 합성되며 수면 유도를 위한 보조 식품으로 사용된다. Insomnia, jet lag, 교대근무 관련 수면 장애에 효과가 있다. 부작용으로 두통, 기분 변화 등이 발생할 수 있으며 뇌하수체 전엽에서의 LH & FSH 분비를 억제하여 성욕 저하가 생길 수 있다.

8. 인지기능 개선제(cognitive enhancers)

1) Cholinesterase inhibitor

Donepezil, Rivastigmine, Galantamine, Tacrine이 있다.

Cholinesterase inhibitors는 acetylcholine 불활성화를 감소시킴으로써 cholinergic tone을 증가시킨다.

(1) 약동학 및 약력학(pharmacokinetics & pharmacodynamics)

Donepezil은 소화기에서 완전히 흡수되며 경구 투여 후 3~4시간에 최고 농도에 도달한다. 노인에서 반감기 70시간으로 1일 1회 투여만으로 가능하다. Rivastigmine은 빠르게 흡수되어 1시간 안에 최고 농도에 도달하고 single dose는 10시간 동안 active하여 1일 2회 투여한다. Donepezil은 CNS에 특이적으로 작용하고 말초에서 거의 작용이 없어서 부작용이 적은 편이다.

(2) 적응증(therapeutic indications)

Alzheimer's dementia에서 기억력 저하 속도를 늦추고 그 외 apathy, depression, anxiety 등의 증상의 발현을 줄인다. 이와 같이 질병으로 인한 증상의 진행을 늦춤으로서 요양시설 수용을 지연시키거나 수용 필요성을 감소시키는 효과가 있다. 그 외 파킨슨병, 혈관성 치매, 루이소체 치매, 외상성 뇌손상에 의한 인지장애에도 효과가 있다. 치매가 아닌 사람에서 효과는 밝혀지지 않았다.

(3) 주의사항 및 부작용(precautions and adverse reaction)

- Donepezil : 3% 미만에서 nausea, vomiting, diarrhea 경험. 10 mg dose에서 더 흔하고 사용 3주 정도면 대개 자연 소실한다. 체중이 감소하는 경우도 있으며 드물게 bradyarrhythmia와 연관이 있다.
- Rivastigmine : nausea, vomiting, dizziness, headache 등의 부작용이 있으며 간, 콩팥 및 조혈기관 이상이나 전해질 이상은 일으키지 않는다.
- Galantamine : dizziness, headache, nausea, vomiting, diarrhea 등 유발 가능하다.

(4) 약물 상호작용(drug interaction)

Cholinergic antagonist와 함께 사용 시 효과가 떨어진다. Donepezil은 CYP 2D6, 3A4에 의해 대사되어 Phenytoine, Carbamazepine, Dexamethasone, Rifampin, Phenobarbital은 Donepezil 대사를 증가시킨다. Paroxetine, Ketoconazole, erythromycin은 Donepezil 농도를 현저히 증가시킬 수 있다. 이에 비해 Rivastigmine은 혈장 단백에 거의 결합하지 않고 약물 상호 작용도 거의 없다.

(5) 용량 및 용법(dosage and clinical guidelines)

- Donepezil : 5 mg hs로 시작하여 4주 후 10 mg hs로 증량 가능하다. 흡수는 식사와 무관하다.
- Rivastigmine : 1.5 mg bid로 시작하여 최소 2주 유지 후 2주일에 1.5 mg씩 올려서 3 mg bid로 tolerable하면 다시 증량하여 6 mg bid까지 가능하다. 소화기계 부작용은 음식과 함께 복용시키면 감소한다.

- Galantamine : 8 mg/day로 시작하여 최소 4주 지나면 증량 가능하다. 표준 용량은 16~32 mg/day를 2회 분복한다.

2) Memantine

(1) 약동학 및 약력학(pharmacokinetics & pharmacodynamics)

경구흡수가 잘 되고 3~7시간 후 최고농도에 도달한다. 거의 대사되지 않고 57~82%는 그대로 소변으로 배설된다.

(2) 적응증(therapeutic indications)

Moderate to severe Alzheimer's disease 치료에 공인된 약물이다.

(3) 주의사항 및 부작용(precautions and adverse reaction)

가장 흔한 부작용은 dizziness, headache, constipation, confusion이다. Severe renal impairment가 있는 경우 사용하지 않는 것을 권장한다.

(4) 용량 및 용법(dosage and clinical guidelines)

5 mg을 초과해서 복용 시에는 1일 2회 분복해야 한다. 추천 용량은 5 mg qd로 시작하여 4주간 증량을 통하여 10 mg bid까지 증량한다.

II. 정신사회심리학적 치료

1. 정신역동적 정신치료

1) 개요(Introduction)

정신역동적 정신치료는 정신분석에 근간을 둔 치료로 이야기를 통해 환자를 치료하는 방법이다. 정신치료(psychotherapy)는 치료를 목적으로 하고, 환자의 무의식을 탐구함으로써 감정과 정신의 건강을 개선하기 위해서 훈련된 전문가가 일정하게 정해진 세팅 안에서 시행한다는 점에서 일반적인 상담과는 다르다. 정신치료 중에서 우리의 의식적인 생각, 느낌, 행동이 무의적인 정신 활동에 영향을 받는다는 가정을 바탕으로 하는 정신치료를 정신역동적 정신치료라고 한다. 무의식적인 영향을 알게 됨으로써 갈등이 방출되고, 더 좋은 판단을 내릴 수 있게 된다.

2) 정신치료의 분류

정신치료 방식은 통찰적이고, 탐색적인 방식이 한 쪽 끝을 차지하고, 지지적인 방식이 다른 쪽 끝을 차지하는 연속체라고 할 수 있다. 역동적 정신치료는 가능한 일주일에 1~2회 이상, 적어도 수개월 이상의 긴 기간 동안 일정한 시간에 치료시간을 가진다.

(1) 표현적 정신치료(expressive psychotherapy)

증상은 conflicts, symptom complexes, reactive conditions, nonpsychotic character disorder의 전체 영역으로 대인관계의 어려움, 불안, 우울 등이 해당하며 스스로 치료 동기를 가지고 있으면서 심리적 마음상태(psychological mindedness)가 있어야 한다. 그리고 기능 저하 없이 치료적 좌절을 감내할 수 있어야 한다. 가장 최적의 대상은 잘 통합된 자아를 가지고 있고, 의존과 신뢰의 동맹을 유지하면서도 동시에 분리될 수 있는 능력이 있는 사람이다. 면담 시간 이외에도 고통스러운 느낌들이 다시 떠오르더라도 추가적인 contact 없이 견뎌낼 수 있는 능력이 있어야 하고, introspection과 충동 조절을 할 수 있는 능력이 어느 정도 있어야 한다. 또한 fantasy와 reality 간의 차이를 인식할 수 있는 인지 능력이 있어야 한다.

치료 목표는 현재 대인관계 event와 그에 대한 자신의 생각, 지각을 탐구하면서 환자의 self-awareness를 증가시키고, object relation을 향상하는 것이다. 정신분석에 비하면 시간적 여유가 제한적이므로, 환자의 문제들 중에 선택한 문제들에 초점을 맞춰서 이해하고자 한다. 깊이 숨겨져 있는, 과거의 motive와 발생론적인 기원을 찾아내기보다는 현재 interaction에서 드러난 conflict의 preconscious~conscious derivatives를 다룬다.

(2) 지지적 정신치료(supportive psychotherapy)

정통 정신분석이나 통찰 지향적인 정신분석적 정신치료에 금기인 환자들이 적응증이다. 일시적인 acute life crisis를 겪고 있는 경우, 만성적으로 약한 자아를 가진 환자, 인지장애나 신체적 증상이 있는 환자, 심리적으로 동기가 없는 경우에 해당한다.

통찰적 정신치료에서는 자신에 대한 이해를 넓히는 것이 목표이지만 지지 정신치료의 목표는 환자의 방어를 강화하여 문제에 더 잘 적응할 수 있도록 돕고, 최종 목표는 장점을 강화하고 defense를 강화함으로써 자신이 발휘할 수 있는 능력을 최대화하여 대처, 적응 능력을 키우고, 취약성을 줄이는 것이다

3) 정신치료의 준비

(1) 예비 면담(preliminary session)

예비 면담은 45~50분간 몇 번에 걸쳐 진행되며 예비 면담의 목표는 정신치료에 적절한지 판단하고, 환자가 왜 도움을 바라는지에 대한 이해와 환자의 성격, 갈등, 약점과 강점에 대한 기본적인 지식을 얻는 것을 목표로 한다.

환자가 치료실으로 오면 자신에 대해 소개를 하고, 환자의 문제와 현병력뿐만 아니라 개인력, 발달력, 가족력에 대해 자세히 면담하는 시간을 갖는다. 환자와 대화를 통

해 환자의 성격구조가 어떤 편이며, 주 갈등은 무엇인지, 자아기능의 정도는 어떠한지, 주된 방어기제는 무엇인지 파악하는 것이 필요하다. 치료자는 명료화, 공감적 이해 이외의 추가적인 개입은 필요로 하지 않는다. 이런 시간을 통해 환자가 정신치료가 적합하다고 생각되면 환자에게 치료자가 생각하는 간단한 formulation과 함께 정신치료를 함으로써 도움을 받을 수 있을 것이라는 메시지를 전달해준다. 또한 치료를 진행하는 데 있어서 세팅에 대해 상의를 하게 된다. 1회기당 시간, 치료비용, 약속시간, 주당 치료 횟수를 정하고, 정해진 시간에 못 올 경우 어떻게 할 것인지를 정한다.

1회기당 시간은 치료자마다 다르나 45분이 흔하며, 치료비용은 환자의 경제적 사정에 따라 과하지도 모자르지도 않게 하는 것이 좋다. 주당 치료 횟수는 보통 주 1회 이상으로 하는 경우가 많다. 약속된 시간에 오지 못할 경우 정통 정신분석에서는 비용을 받는 것이 원칙이다. 왜냐하면 정신치료자 입장에서 환자가 결석하더라도 약속된 시간은 환자를 위해 정신치료자가 비워둔 것이기 때문이다. 하지만 현재 보험체계에서 환자를 보지 않고 진료비를 청구하는 것은 불법이고 현재 정신분석에서도 그 시간을 다른 환자와의 약속으로 대체한다면 비용을 받지 않는 추세이다.

4) 평가(Assessment)

예비 면담에서 환자가 정신치료에 적합한지 알기 위해 몇 가지를 알아야 한다. 우선 증상의 수준으로 표현적 정신치료에서는 무의식적인 요인들에 의해 일어난 문제들을 다룬다. 따라서 적절한 증상이나 주소의 예시로는 “이러지도 저러지도 못하겠다”, “잘 지내는데 특정한 것만 잘 안 된다”, “이유는 모르겠지만, 비슷한 문제가 반복된다” 등이다. 이와 다르게 정신적으로 건강하던 사람이 병이나 이혼, 사업실패 등으로 일시적으로 자아가 약해진 경우는 지지적 정신치료에 적합하다. 또한 만성적인 자아 결손을 가진 환자들의 우울, 불안 등도 지지적 정신치료에 해당한다고 할 수 있다.

두 번째로 동기의 평가이다. 자신을 이해하고자 하는 동기가 높으면 표현적 정신치료가 가능하나 정신치료자로부터 도움을 받기는 원하지만, 자신에 대해 알고 싶지는 않은 경우, 아니면 교수님이나 부모님이 시켜서 정신치료를 하는 등 동기가 없는 경우는 지지적 접근만 가능하다.

세 번째로 환자의 기능을 평가할 줄 알아야 한다. 자아 기능(ego function)에 대한 평가는 현재 정신치료가 적합한지, 정신치료의 모드(supportive~expressive)는 어떠해야 하는지 판단하는 데 매우 중요하다. 또한 psychological mindedness, capacity for self-reflection도 판단해야 한다.

Ego function은 아래와 같은 측면들을 담당한다.

Reality testing, sense of reality, judgement, relationship with other(object relationship), sensory stimulus regulation, affect/anxiety tolerance, impulse control, capacity for play, self awareness/psychological mindedness, self esteem regulation, cognitive function, defense.

Ego strength가 충분하다면 표현적 정신치료가 가능하나 ego strength가 약한 환자에게 직면이나 해석은 상당히 위험할 수 있다.

Reality testing은 현실에 대한 지각(perception)을 정확히 하는 능력으로 이것의 손상이 생기면 hallucination, illusion, delusion이 생길 수 있다. Judgement는 자신이 의도적으로 한 행동의 결과를 예상하는 능력이자 이 판단에 따라 행동을 할 수 있는 것을 의미한다. Relationship with others은 관계를 안정적이고, 친밀하게 유지할 수 있는 능력이 있는지, 다른 사람들과의 관계에서 가지고 있는 기대와 지각을 포함한다. 이 ego 기능이 약한 경우 다른 사람들로부터 분리되는 것을 못하고 끊임없는 reassurance를 받으려고 할 수도 있고, 다른 사람에 대한 공감이 없거나 manipulation하려고 할 수도 있다.

Affect/anxiety tolerance는 자신의 부정적, 긍정적 감정을 참고 조절하는 능력을 의미한다. Affect/anxiety tolerance 낮을 경우 쉽게 짜증스러워지기 쉬우며 기분변화가 극적으로 나타난다. Impulse control이 잘되는 경우에는 자신의 느낌이나 소망, urge를 조절된 방법으로 잘 표현하고, impulse control이 안 되는 경우 조절되지 않고, 비적응적인 방법으로 느낌과 urge를 표현한다(예, temper tantrum, binge eating, alcohol abuse).

Capacity for play는 무의식적인 느낌이나 소망을 불안해하지 않고, fantasy나 daydreaming할 수 있는 능력이다. Self awareness는 자신의 내적 상태를 알고 있는 것을 의미하며, psychological mindedness는 마음에는 무의식적인 요소가 있고, 이것이 자신이 생각하고 행동하는 것에 영향을 미친다는 개념을 가진 것을 의미한다. 역동적 정신치료를 위해서는 self-awareness가 충분해야 한다. Psychological mindedness를 평가하기 위해서 예비 면담에서 가능한 한 환자에게 intervention, interpretation을 건네어 보는 것이 좋다. Self-esteem regulation은 ego가 타격을 받는 상황에서 자신을 조절할 수 있는 능력을 이야기하고, accurate self-appraisal은 자신에 대한 주관적인 평가와 객관적인 경쟁력 사이에 일치하는 정도를 말한다. 이 두 가지가 잘 이루어지는 경우 ego function이 강하다고 할 수 있으나 정신치료를 받으러 오는 환자의 경우 이것이 주소이거나 핵심 병리인 경우도 많다. Cognitive function은 기억, 지능, 주의력, 합리적 사고 등의 인지구조를 의미한다. 정신치료를 위해서는 일정 수준 이상의 지적 능력이 필요하다.

방어는 외부나 내부 스트레스, 내적 갈등에 반응하는 무의식적이고, 자동적인 방법이다. 주요 방어기제가 적응적인지(humor, altruism, sublimation, suppression) 비적응적인지 판단하는 것이 중요하다. 정통적으로 통찰적 정신치료를 하기 위해서는 repression 이상의 방어가 주를 이루어야 한다.

상기 ego function을 통해 충분히 ego가 강하다고 판단되면 표현적으로 접근할 수 있지만, 만성적인 정신증, 기분, 불안 문제, 만성적인 질병, 타인을 신뢰하는 데 문제가 있고, 안정적인 대인관계가 없었던 경우, psychological mindedness나 motivation

이 없는 경우, poor anxiety tolerance, low frustration tolerance, difficulty in regulating affect의 경우는 지지적으로 접근해야 한다.

끝으로 resource에 대한 평가가 필요하다. 정신치료의 경우 시간이 오래 걸리는 치료이므로 환자들 중에 몇 번 받으면 좋을 것이라고 생각하고 오는 환자들도 흔히 있다. 꾸준히 치료할 수 있는 시간을 낼 수 있는지, 어느 정도의 돈을 부담할 수 있는지를 확인해야 한다. 예비 면담에서의 초기 평가를 통해 환자와 정신치료를 시작할지, 어떠한 문제를 target으로 어느 정도 stance(supportive~expressive)에서 치료를 할지 판단하게 된다. 또한 시작 시에서부터 psychodynamic formulation을 가지고 시작하는 것이 좋다.

2. 인지행동치료(Cognitive behavioral therapy)

1) 행동치료(Behavioral therapy)

(1) 개요(introduction)

행동치료는 환자들의 행동을 변화시켜서 기능 저하를 줄이고, 삶의 질을 향상시키는 치료로 학습이론을 기초로 하여 임상적 적용을 한 치료법이다. 행동적 관점이 인지적 관점과 다른 면은 정신보다 물리적 사건이 행동을 조절한다는 것이다. 1960년대가 되어서야 behavioral treatment가 정신과 질환의 체계적인 치료의 하나로서 등장하게 되었으며, 3대륙에서 3명의 선구자가 독립적으로 발전시켰다. Joseph Wolpe는 systematic desensitization 개발하였고, Hans Jurgen Eysenck와 MB Shapiro는 환자 이해 및 치료에서 경험적 실험적 접근을 강조하였으며, BF Skinner는 operant-conditioning technology를 임상에서 인간에게도 적용하였다.

(2) Systematic desensitization

Joseph Wolpe가 개발한 치료법으로 환자는 완전히 이완된 상태에서 불안 유발 자극에 노출된다. 이때 불안의 negative reaction은 relaxed state에 의해 inhibition되는데, 이를 reciprocal inhibition이라고 한다. 보통은 공포를 유발시키는 실제 상황 또는 사물을 사용하기보다는 단계적으로 마련된 불안 유발 상황의 장면(그림)들을 사용한다. 분명한 identifiable anxiety-provoking stimulus가 있는 경우인 phobia, OCD, some sexual disorder 등에서 사용할 수 있다. 치료는 총 세 가지 단계로 이루어지며 ① relaxation training, ② hierarchy construction, ③ desensitization of stimulus의 순서로 진행된다.

① Relaxation training

- Relaxation : 불안에 반대되는 생리적 효과를 나타내는데, 심박수 감소, peripheral blood flow 증가, neuromuscular stability를 가져온다.

- Progressive relaxation : 정해진 순서대로 major muscle group을 이완시킨다. 발의 작은 근육으로부터 시작해서 머리 쪽으로 진행시키든지 반대 방향으로 이완시킨다.
- Hypnosis나 recorded tape을 병용하기도 한다.

② Hierarchy construction

불안이 증가하는 순서로 10가지에서 12가지 정도 장면의 hierarchy list를 구성한다. 이때 의사가 불안을 유발할 수 있는 모든 상황을 결정한 후 환자가 hierarchy list를 작성하게 된다. 예를 들어 acrophobia 환자는 2층의 창문에서 시작해서 옥상을 끝으로 건물의 끝에 서서 아래 쳐다보기를 시도한다.

③ Desensitization of the stimulus

- 이완상태에서 가장 anxiety-provoking이 덜한 scene으로부터 시작하여 깊게 이완된 상태에서 장면을 보면서 탈감작시킨다. 진행속도는 환자가 자극에 반응하는 정도에 의해 결정한다.

④ Adjunctive use of drug

Desensitization을 위하여 sodium methohexital(Brevital), Diazepam과 같은 약물을 정맥주사로 투여할 수 있는데, 약물투여를 함으로써 relaxation의 preliminary training을 단축시키고, 거의 모든 환자들이 충분히 이완될 수 있도록 하며, 치료 자체가 신속히 진행될 수 있다.

(3) Therapeutic graded exposure

Systematic desensitization과 비슷하면서도 차이점이 있는데, 즉 therapeutic graded exposure에서는 이완 훈련(relaxation training)이 사용되지 않고, 실제 생활 맥락(real-life context)에서 치료가 이루어진다. 어떠한 위험한 결과도 일어나지 않는다는 것을 먼저 배우도록 자극에 노출되어야 하며, 노출은 hierarchy에 의해 단계적으로 이루어진다. 예를 들어, 고양이를 무서워하는 환자는 고양이 사진을 보는 것에서부터 안는 것까지 진행할 수 있다.

(4) Flooding

Anxiety-provoking experience로부터 도피하려는 것이 오히려 conditioning을 통해 불안을 reinforce한다는 전제에서 출발한다. 환자로 하여금 상상 또는 실제의 feared situation에 곧바로 노출되게 하며, hierarchy와 relaxation exercise는 사용되지 않는다. 성공 여부는 환자가 calm해지거나, sense of mastery를 느낄 때까지 fear-generating situation에 머물러 있는 것에 달려 있다. 중간에 중단하는 것은 escape과 동일한 의미이다.

Imaginal flooding은 변형된 형태로, 공포를 유발하는 상황이나 물건을 실제 상황이 아니라 상상으로 직면하게 하는 방법이다. 강렬한 불안을 경험하는 것이 위험한 경우(가령, 심장질환이 있다거나, 심리적 적응에 취약한 환자)에는 금기이며, specific phobia가 주된 적응증이다.

(5) Participant modeling

환자는 모방을 함으로써 새로운 행동을 배우게 되는데, 환자가 준비가 될 때까지는 주로 관찰하고 학습을 하게 된다. Learning으로 irrational fear가 생기듯이 feared object를 직면하는 fearless model을 직접 관찰함으로써 unlearning되기도 한다. phobic children에 유용하다. 예를 들어 같은 나이, 같은 성별의 다른 아이가 feared object 또는 situation에 approach 하도록 한다. 성인환자에게는 치료자가 침착하고 차분하게 feared activity를 describe해 주거나 직접 feared activity를 실행하는 것을 시범한다. Hierarchy를 설정할 수 있으며, agoraphobia 치료에 성공적인 치료법이다.

(6) Exposure to stimuli presented in virtual reality

컴퓨터 기술의 발전으로 exposure treatment를 위해 virtual reality가 가능하게 되었다. Height phobia, fear of flying, spider phobia, claustrophobia에서 효과가 있다고 보고되었다. 예를 들어 agoraphobia 환자는 번잡한 슈퍼마켓에 환자의 avatar가 다른 avatar들 사이를 지나가는 연습을 할 수 있다.

(7) Assertiveness training

Assertiveness(자기주장)는 social situation에서 적절하게 반응하고 다른 사람들의 권리를 방해하지 않으면서도 편하게 자신의 권리를 주장하고, 솔직한 의견을 표현하고, 목적을 달성하는 방법을 가르치는 것이다.

Assertiveness가 필요한 두 가지 상황은 의견을 밀어붙이는 친구 · 친척들로부터 limit를 설정하는 것과 commercial situations, 즉 물건을 팔려는 판매원을 대할 때, 결함이 있는 물건을 끝까지 반품시키는 상황으로 이루어져 있다. Assertiveness를 증가시키는 기전으로는 role modeling, desensitization, positive reinforcement 등이 있다.

(8) Social skills training

조현병 환자가 expressive behavior가 부족하고, social cue를 알아차리지 못하는 등 social behavior에서 stimulus control이 적절하지 못하는 경우, 우울증 환자가 social skill의 부족으로 social reinforcement를 느끼지 못하는 경우, 사회불안장애 환자가 청소년 시기에 social skill을 획득하지 못해서, 환자들이 두려워하는 rejection을 더 높일 수 있는 사회적으로 방어적인 행동, 즉 눈 맞춤을 피하고, 짧게만 이야기하고, 자신을 노출하지 않는 경우에 이 치료법을 사용할 수 있다.

(9) Aversion therapy

특정 행동을 한 직후에 noxious stimulus(punishment)를 주면 그 행동은 inhibit 되거나 extinguish된다는 가정을 둔 치료방법이다. Noxious stimulus로는 electrical shock, vomiting-inducing substance, corporeal punishment, social disapproval 등을 사용할 수 있다. 적응증으로는 alcohol abuse, paraphilia 등이 있다. 하지만 그 효과에 대해서는 controversial한데, punishment가 항상 원하는 행동의 감소를 가져오지만은 않기 때문이다. 오히려 가끔은 positively reinforcing할 수도 있으므로 주의해야 한다.

(10) Eye movement desensitization and reprocessing(EMDR)

Saccadic eye movements는 사람이 시선에서 전후로 움직이는 물체를 계속 따라서 보게 될 때 눈이 빠르게 oscillation하는 것이다. Anxiety를 유발하는 사건을 생각할 때 saccadic eye movement를 유발시키면 긍정적인 생각 · 상상이 생겨 불안을 줄일 수 있다는 보고가 있으며, 이를 이용한 치료법이다. PTSD, phobia에서 유용하게 이용할 수 있다.

(11) Positive reinforcement

어떤 행동에 대한 rewarding response(food, avoidance of pain, or praise)가 가해지면 그런 행동은 강화되거나 자주 발생한다. 이러한 원리는 다양한 상황에서 적용 가능하다. 예를 들면 Token economy는 정신과 병동에서 바람직한 행동을 했을 때 물건을 구입할 수 있거나, 특정 특권을 누릴 수 있는 token을 줌으로써 그 행동을 장려, 촉진하는 방법이다.

2) 인지치료(Cognitive therapy)

(1) 개요(introduction)

인지치료는 단기간의 구조화된 치료법으로 현 상황의 문제들과 그에 대한 해결책에 초점을 둔다. 보통은 individual basis로 이루어지나, group을 이용하기도 하고, 약물치료를 병행하기도 한다. 주로 depression의 치료에 가장 많이 이용되나 panic attacks, OCD, paranoid personality disorder, somatoform disorders에도 이용되기도 한다.

(2) Cognitive theory of depression

① 이론적 배경

Cognitive dysfunction이 core of depression이라고 주장하며, affective and physical change 등은 cognitive dysfunction의 결과라고 생각한다.

② Cognitive triad of depression

우울증 환자들은 자기 자신에 대해서 negative self-perception을 가지고 있으며 (negative view of self), 세계에 대해 negative, demanding, self-defeating place로 경험하고 failure, punishment를 예상한다(negative interpretation of experience). 그리고 미래에 대해서 계속 힘들고 고통 받으며, 박탈당하고 실패할 것이라 인지한다 (negative expectation of the future).

③ Goal of therapy

환자가 생각하는 방식을 변화시켜서 최종적으로는 우울증을 경감시키고, 재발을 방지하는 것이 치료의 목표이다. 이를 위해서 부정적인 인지를 밝혀내고, 더 대안적이고 유연한 schema를 찾아내고, 새로운 인지적 그리고 행동적인 반응을 이끌어낸다.

④ 교육적 측면

환자에게 cognitive triad, schemas, faulty logic을 설명한다. Depression과 thinking, affect와 behavior 간의 relationship 및 treatment의 모든 면에 대한 rationale의 설명을 필요로 한다. 이 점은 설명을 적게 하는 psychoanalytically oriented therapies와는 대조가 된다. 치료자는 환자에게 함께 가설을 설정하고 치료 경과 동안 이를 검증할 것이라는 것도 이야기해 주어야 한다.

(3) Cognitive techniques

① Eliciting automatic thoughts

Automatic thoughts(자동적 사고; cognitive distortion)는 external events와 그에 대한 individual의 emotional reaction의 사이에 intervene하는 cognition이다. 예를 들어 누가 인사를 하지 않고 지나쳤을 때, 자동적으로 "그는 날 좋아하지 않아"하고 생각하게 되는 것이다. 다음 단계로 화가 난다든지, 우울해지는 감정이 생긴다. 모든 정신질환의 경우 왜곡된 생각들로 구성된 자신만의 특별한 인지 profile이 있어 이를 알면 인지적 개입의 framework으로 삼을 수 있다

② Testing automatic thoughts

치료자는 선생의 역할을 하면서 환자가 자동적 사고의 타당성을 다시 검토해 볼 수 있도록 도와준다. 목표는 주의 깊게 다시 살펴봄으로써 부적절한 자동 사고를 버리도록 하는 것이다. 환자는 자신의 힘 밖에 있는 일이 잘 되지 않으면 자신의 탓을 하게 되는데, 치료자는 unpleasant event의 cause를 다시 생각할 수 있게 돕는다. 사건에 대한 대안 설명(alternative explanation)을 만들어 내는 것도 왜곡된 자동사고들을 없애는 또 다른 방법이다.

③ Identifying maladaptive assumptions

자동적 사고가 확인되어 감에 따라, 어떤 일관된 pattern들이 드러나게 된다. 이런 pattern들이 바로 환자의 삶을 잘못된 방향으로 이끄는 maladaptive general assumption이다. 예를 들어 "행복하기 위해 나는 완벽해야만 해"라는 사고는 적응에 방해가 된다.

④ Testing the validity of maladaptive assumptions

이러한 비적응적 가정의 타당성을 검토해 보는 한 가지 방법은 치료자의 직면에 대하여 환자로 하여금 그 타당성을 defense해 보도록 하는 것이다.

(4) Efficacy

Mild to moderate depression에는 단독요법으로 효과적이며, 이외의 우울증에서도 antidepressant conjunction으로도 효과적이다. 어떤 경우에는 단독 medication보다 동일하거나 우수하다고 보고되었다. 현재 depression에 적용 가능한 정신치료 중에서 가장 유용한 치료 중 하나이다. Adjunctive therapy로 사용할 경우 bipolar disorder 환자에게서 Lithium의 compliance가 증가하고 heroin withdrawal 환자에게도 도움이 된다는 보고도 있다.

(5) 흔한 인지적 오류들

① Selective abstraction(sometimes termed "mental filter") : Drawing a conclusion based on only a small portion of the available data

② Arbitrary inference : Coming to a conclusion without adequate supporting evidence or despite contradictory evidence

③ Absolutistic thinking("all or none" thinking) : Categorizing oneself or personal experiences into rigid dichotomies(e.g., all good or all bad, perfect or completely flawed, success or total failure)

④ Magnification and minimization : Over- or undervaluing the significance of a personal attribute, a life event, or a future possibility

⑤ Personalization : Linking external occurrences to oneself(e.g., taking blame, assuming responsibility, criticizing oneself) when there is little or no basis for making these associations

⑥ Catastrophic thinking : Predicting the worst possible outcome while ignoring more likely eventualities

3. 집단치료(Group therapy)

집단 정신치료는 집단에 정신치료적 기술을 응용한 치료로서 치료를 위해 치료자의 중재뿐만 아니라 집단 자체가 변화를 위한 도구로서 사용되며 집단 구성원 서로 간에 영향을 주는 치료법이다. 최근 경제적인 제한이 증가하고, 개인정신치료의 감소, 약물치료의 증가로 집단치료가 증가하고 있다.

집단치료는 한 치료자가 많은 환자를 동시에 치료할 수 있기 때문에, 시간적인 문제뿐만 아니라 치료비에도 이점이 많다. 또한, 개인치료에 비해 여러 집단 구성원으로부터 즉각적인 피드백의 기회가 있고, 여러 사람에 대한 구성원의 심리적 · 정서적 · 행동적 반응을 환자와 치료자가 함께 관찰할 수 있는 기회가 있다.

전공의가 흔히 접하게 되는 것은 입원 중 병동 환자들을 대상으로 하는 집단치료와 외래에서 특정질환에 따른 집단치료가 있다.

1) 치료의 방법 및 범위

집단치료는 '장기 상호작용 외래환자' 집단에서 입원중의 '급성 위기' 집단까지 임상적용, 치료기간, 목표 등에 따라 매우 다양하다. 또한 여러 가지 이론체계를 배경으로 지지적 집단치료, 집단인지 행동치료에서부터 정신분석적 집단치료까지 다양한 접근 방법으로 치료하고 있다.

2) 치료자의 역할

집단치료에서 치료자는 다음과 같은 세 가지의 역할을 하게 된다.

① 집단 형성을 위한 결정 : 집단치료의 방법과 크기 결정, 개방 집단 대 폐쇄 집단의 결정, 다른 치료 형태와 병행할 것인지의 여부

② 치료 집단 만들기 : 적절한 목표 설정, 집단 작업을 할 수 있는 환자 선정 및 환자를 집단치료에 준비시키기

③ 치료적 환경의 건설과 유지 : 집단 문화의 건설, 공통 문제를 밝히고 해결하기

(1) 집단 형성을 위한 결정 및 기초작업

집단치료에 앞서서 치료자가 해야 할 중요한 업무는 치료집단을 잘 준비시키는 것이다. 이를 위해서 치료자는 먼저 임상적 제약을 평가하고 도달할 수 있는 목표를 세워야 하며 기본구조를 설계해야 한다.

집단 치료자가 집단을 조직할 때 다음과 같은 면을 고려하여 기초작업을 해야 한다.

① 크기 : 적절한 상호작용을 위한 가장 적당한 크기는 8~10명이다.

② 모임의 빈도 및 길이 : 주 1~2회, 60~90분이 적당하다.

③ 집단의 특성 : 동질성 집단 및 이질성 집단 모두가 가능하나, 일반적으로 많은 상호작용을 위해서는 이질적인 집단이 좋다. 반면, 자조집단은 대부분 동질성 집단이다.

④ 집단의 형태 : 개방집단, 폐쇄집단 모두 가능하며, 치료 기법에 따라 지지적 치료에서부터 분석적 집단 치료까지 치료 목적에 따라 정할 수 있다.

(2) 환자선택

집단치료에 적절한지 결정하기 위해 치료자는 예비평가시간을 갖고 정신과적 병력 및 정신상태검사를 통해서 환자의 정신역동적, 임상적 진단과 관련된 정보를 모을 필요가 있다. 치료자가 환자를 선택하는 데 중요한 초점은 결속력 있는 집단을 만드는

것이다. 집단 통합에 기여할 수 있고 도중에 이탈하지 않을 구성원을 선택하여야 하는데, 집단을 위해 환자를 선택하기보다는 집단을 위해 환자를 배제한다. 집단치료에 금기가 되는 진단은 거의 없지만, 환자의 진단은 성격구조의 강함과 약함, 변화할 수 있는 능력, 치료에 대한 동기를 평가하는 데 중요하다. 집단치료 환자 선정 기준은 다음과 같다.

- 포함기준
  ① 집단 작업을 수행할 수 있는 능력
  ② 집단 목표에 일치하는 문제영역
  ③ 치료에 참여하고 변화를 위한 동기
- 배제기준
  ① 집단 규범을 눈에 띄게 따르지 못함
  ② 집단 장면을 견디지 못함
  ③ 다른 구성원과 심하게 상충됨
  ④ 왜곡된 역할을 하는 경향

(3) 집단 정신치료의 기술

집단치료에서 치료자는 기본적으로 촉진시키는 역할을 하는 것이 좋으며, 집단 구성원들 자체가 치료와 변화의 주된 요인으로 작용하는 게 이상적이다. 하지만, 집단치료 내에서의 문제가 발생하거나 예측하지 못했던 상황들이 발생할 경우에는 적극적으로 개입해야 한다.

- '지금-여기'에서 작업 : 치료자는 현재, 즉 집단 모임의 '지금-여기' 치료실에서 일어나는 것에 집중하는데, 그래서 구성원들의 적극적인 참여를 유도하며, 집단의 힘과 효율을 극대화시킨다. 집단의 경험이 효율적이기 위해서는 감정적인 요소와 인지적인 요소가 모두 있어야 한다. 먼저 집단을 즉각적인 상호작용에 몰두하게 하고(감정환기), 그 다음에는 집단이 자신의 경험을 조사하고 해석하게 한다(감정탐색).
- 전이와 투명성의 이용 : 치료자에 대한 상투적이거나 비현실적인 반응은 구성원에 의해 조사·평가되어야 한다. 치료자는 비현실적인 기대와 반응을 분명하게 하기 위하여 투명성, 개방성과 정직성을 사용한다.
- 보조물 이용 : 집단 모임에서 일어난 내용을 요약한 요약지를 보내주거나, 비디오 녹화를 하여 구성원들에게 보여주거나, 치료자에 의해 지시되는 특정 순서를 따라서 집단행동을 하게 하는 구조적 연습 등이 있다.

3) 치료인자

집단치료에서는 희망의 고취, 보편성, 정보 공유, 이타심, 사회기술의 발달, 모방적 행동, 카타르시스, 일차 가족집단의 교정적 반복, 실존적 요인, 집단 결속력, 대인관계 학습 등과 같은 치료인자가 치료적 변화를 위해 중요하게 작용한다. 환자는 소우주(microcosm)인 집단 안에서 자신에게 전형적인 적응 능력, 방어기제, 관계 방식을 사용하게 되는데, 이러한 것들은 결국 그 집단에 의해 환자자신에게 반사되어, 환자가 자신의 문제를 성찰할 수 있는 기회를 제공한다. 집단 내에서의 상호작용들이 교정적 감정경험으로 옮겨지기 위해서는 집단이 감정표현을 잘 살 수 있도록 충분히 안전하고 지지적이어야 하며, 효율적인 현실 검증이 가증하도록 충분한 피드백과 정직함이 있어야 한다.

이러한 치료인자는 집단의 형태, 치료시기, 환자들 간의 개인차에 따라 다르다. 예를 들면 외래환자 집단에서는 대인관계 학습, 카타르시스, 자기 이해를 강조하지만 입원환자 집단에서는 희망의 고취, 책임이라는 실존적 요소를 강조하며, 자조집단에서는 보편성, 이타심, 지지, 결손력을 강조한다.

4) 입원환자 집단

집단치료는 입원환자의 치료경험에서 중요한 부분이다. 치료집단은 여러 가지 형태로 이루어질 수 있으나 일반적으로 급성 입원환자 집단과 만성 입원환자 집단으로 나누고, 급성 입원환자 집단은 팀 집단(집단과 기능 수준에 관계없이 모든 환자들을 위한 집단)과 수준 집단(높은 기능 수준 집단과 낮은 기능 수준 집단)으로 나눈다.

각 유형의 집단은 그 목표가 다르겠지만, 다음과 같은 공통 목적을 가지고 있다. 다른 구성원과의 상호작용을 통한 자기인식의 증진, 대인관계 기술과 사회 기술의 증진, 입원병동에 적응 그리고 환자와 직원 간의 의사소통 증진이다.

입원환자 집단은 그룹구성원이 이질적이며, 환자의 입출입이 빠르게 변화한다는 특징이 있다. 일반적으로 치료 회기는 적은 것보다 많은 것이 좋다. 새로 입원하는 신환은 집단치료에 참여하기 전에 환자들로부터 많은 것을 배우기도 한다. 집단치료의 빈도가 줄어들수록 적극적으로 집단 구조화하는 등 치료자의 역할이 더욱 요구된다. 하지만 입원환자 집단의 경우는 매일 집단 치료를 할 수도 있으며, 한 병동 내에서 같이 생활한다는 특성 때문에 집단치료 시간 외에도 접촉이 많이 일어나고, 그러한 접촉에 대해서 치료 시간 내에 생각과 감정을 이야기하는 것이 대인관계의 학습에 도움이 된다. 환자들 사이의 갈등 또는 환자-치료진 갈등을 미리 예상하고 해결하기도 하는 기회가 되기도 한다. 특정 group(substance abuse, alcohol dependence unit)은 강제적인 참여로 진행되기도 하나, 대개는 참여가 자발적인 것이 더 효과적이다.

5) 외래환자 집단

외래환자 집단들은 임상적 상황과 목표, 치료 기술의 사용에서 그 구성이 아주 다양하다. 일반적으로 대인관계와 역동지향 집단, 행동과 교육지향 집단, 지지집단, 유지와 재활집단의 네 가지로 나눈다.

6) 자조집단

자조집단은 특별한 공동 문제를 대처하기 원하는 사람들로 구성된다. 그러한 집단은 개인적인 정신역동을 깊게 탐구하지 않고, 성격기능을 변화시키려고도 하지 않는다. 그럼에도 불구하고 자조집단은 많은 사람의 정서적 건강과 행복감을 증진시켜 왔다.

자조집단의 뚜렷한 특징은 집단의 동질성이다. 구성원들은 같은 문제로 고통 받고 있고, 그래서 성공경험이나 실패경험을 함께 나눌 수 있다. 그렇게 함으로써 서로를 교육하고, 상호 지지하며, 이런 유형의 사람들이 흔히 느끼는 소외감을 제거할 수 있다. 또한 강한 정서적 연대와 결속력이 발달한다. 자조집단은 단주친목(alcoholic anonymous, AA)이 대표적인데, 이러한 자조 집단은 점점 증가하고 있다.

4. 심리극

심리극은 비엔나 태생의 모레노(Jacob Moreno)가 시작한 집단 정신치료의 한 가지 유형으로, 성격구조, 대인관계, 갈등, 정서적 문제 등을 연극적인 방법으로 해결하는 것이다. 구성원으로는 환자의 문제를 행동화하는 주연배우 또는 환자, 환자의 여러 가지 면을 행동화하는 보조자아, 극을 지도하고 역할을 지시하는 감독, 심리극 치료자가 있다. 심리극은 순간의 생각과 감정을 가능한 한 진솔하게 표현하는 능력이 있어야 한다.

치료자는 주로 지시하는 감독 역할을 하게 되며, 모든 집단 치료 방법들 중 치료자가 가장 활발하게 역할을 해야 하는 치료방법이다. 적극적으로 촉매 역할을 하여 다른 구성원들이 자발적으로 참여하도록 해야 하며, 자신의 가치를 주입하지 않으면서도 환자와 집단 구성원들의 욕구를 만족시킬 수 있어야 한다.

치료기법으로, 독백(soliloquy), 중요한 사람과 환자의 대역(double), 몇 사람의 보조 자아가 환자가 행한 각각 다른 상태를 행동하는 다중 대역(multiple double), 보조자아가 환자를 모방하고 환자를 대변하는 거울기법(mirror technique) 등이 있다.

5. 정신재활치료

1) 작업요법

작업치료는 합목적적인 작업을 시킴으로써 정신과 환자를 치료하는 한 방법이다. 환자들의 흥미를 자극하고, 용기와 자신을 주고, 자신을 건전하게 훈련시킴으로써 정서장애를 극복하고, 나아가서 생산적인 일을 할 수 있게 하여 사회에 적응할 수 있도록 치료하는 데 목적이 있다. 작업치료는 직업 훈련을 시키는 목적보다는, 환자로 하여금 무슨 일에든 전념케 함으로써 자기표현을 할 수 있게 하는 치료적인 목적을 중시한다. 급성기이거나 지나치게 충동적이거나 파괴적인 환자들은 안전상 참여시키지 않는다.

환자에 따라서는 일상생활을 영위하는 기본 상식이 없는 경우도 있어서 옷의 선택, 화장, 인사, 물건 사기 등 아주 기본적인 사항을 배워야 하는 환자도 있다. 이와 같은 환자들의 경우 기본적인 생활기술의 습득이 환자의 긍지를 높이고 부적절한 사회공포증을 줄여 많은 정서적 성장을 기대할 수 있다.

정신병원에서 오랫동안 입원 생활을 한 환자의 경우 병실생활에 잘 적응은 하지만 사회생활이 어려운 경우가 흔하다. 이와 같은 환자들의 경우 사회의 생산적 시민 역할을 할 수 있도록 병실적응보다 사회적응을 잘할 수 있도록 치료해야 한다. 이와 같은 경우 입원 전 환자의 직업이나 근무상태 등을 자세히 물어, 문제점이 있었는지를 분석하여 이를 보완해 주는 치료가 입원 기간 중에 이루어져야 한다.

병원 내에서 작업요법을 통해 일하는 환자들은 비록 적은 보수일지라도 스스로 노력한 대가로서 받는다는 긍지가 대단하다. 또한 이와 같은 작업 치료를 훌륭히 수행하였던 환자들은 재입원율이 다른 환자군에 비해 현저히 낮고 취업률 또한 높다.

2) 놀이요법

환자에게 무엇인가 즐길 수 있는 놀이나 오락을 하게 함으로써 도움을 주는 치료법이다. 논다는 것은 환자에게는 어려울 수도 있는 부분으로 그 과정에서 대인관계가 필요하게 된다.

놀이는 인간관계 형성의 가장 기본적인 매개체로서 놀이를 익히고 흥미를 갖고 참여함으로써, 감정이 억압된 환자는 자기도 모르게 놀이가 진행되는 동한 흥분하고, 웃고, 애석해하는 감정표현을 할 수 있게 된다. 간단한 신체 활동 또한 환자의 신체를 자극하여 생기를 돌게 하는 데 좋은 자극이 되기도 한다.

3) 예술요법

그림, 붓글씨, 조각, 공작, 수예, 목각, 목공 등 손으로 하는 예술 분야가 여기에 속한다. 예술작품이나 걸작을 만드는 데 목적이 있는 것이 아니라 환자의 증상이나 입원 시기에 따라 특징적인 반응을 볼 수 있다.

급성기 환자들의 경우 예술적 활동을 통해 자기의 갈등이나 성적 · 공격적 충동이 직선적으로 표현되고, 회복기에 든 환자는 자기의 취미나 소질에 따라 한 작품을 완성하는 모습도 볼 수 있다. 어느 단계이든지, 예술 활동을 통해 자기표현, 성숙감, 완성감 등을 갖게 하는 것이 치료의 목적이다.

4) 무용요법 및 음악요법

신체의 율동적 운동을 통한 자기표현이 주제가 된다. 어떤 규칙이나 스텝을 강요하지 않고 자유로이 하는데, 신체감각의 인식, 감정표현 그리고 여럿이 함께 율동을 즐김으로써, 감정의 소통, 친근감 등을 조장하는 데에 큰 역할을 한다.

무용에는 음악을 빠뜨릴 수 없어서 초조하고 불안한 환자가 신나는 음악을 틀어놓고 춤을 추면 한결 차분해져서 조용히 잠이 들 수도 있다. 음악은 또한 춤 없이 그 자체만으로 치료가 되어 음악 감상을 하거나 노래를 부르면서 감정 발산은 물론이고 환자 상호간의 친근감을 느낄 수 있게 하는 계기가 된다. 중요한 것은 잘 춘다, 잘 부른다 등의 평가를 치료자는 삼가야 하며, 어떻게 하든지 환자 나름의 스타일을 존중하고 격려하여 주어야 한다.

III. 전기충격치료

1. 적응증

① 주요우울증 : Catatonic하거나 망상이 동반된 경우에 효과적이라는 보고가 있으며, 자살 위험이 크거나 빠른 증상호전이 없으면 생명의 위험이 있을 수 있는 경우, 약물 치료에 실패한 경우, 전신상태의 문제로 적절한 약물치료가 불가능한 경우에 우선적으로 고려할 수 있다.

② 조증 : 역시 빨리 치료하지 않으면 위험한 경우 및 다른 치료가 실패한 경우에 시행한다. 신속한 치료반응이 나타나지 않는 경우에도 고려할 수 있고, 유지치료로서 고려할 수 있다. Delirious mania나 rapid-cycling에도 효과적이라는 주장이 있다.

③ 조현병 : 이전에 ECT를 시행했을 때 치료효과가 만족스러웠던 경우, 정신병적 증상이 급격히 악화된 경우, catatonic하거나 affective symptom을 동반한 경우에 ECT 시행을 권유하고 있다. 이외에 약물치료가 실패한 경우, Neuroleptic Malignant Syndrome의 경우 사용할 수 있다.

④ 기타 : parkinsonism with psychosis, intractable epilepsy, delirium 등

2. 환자 평가

① 기본 검사 : CBC, Electrolyte, Chemistry, Chest PA, ECG, Skull X-ray, EEG

② Spine series, brain imaging을 가급적 시행하며, osteoporosis, brain lesion이 의심되면 반드시 시행하도록 한다.

③ 치과 consult, 마취과 consult를 시행한다. 기타 ECT에 영향을 줄 수 있는 신체 질환이 있는 경우 해당 진료과에 consult를 내도록 한다.

④ ECT의 contraindication

- 뇌압상승을 동반하는 SOL
- 뇌혈관류(aneurysm)

- 최근의 두부외상 또는 CVA
- 활성상태의 중추신경계 감염
- 최근의 myocardial infarction
- 전신마취의 금기가 되는 경우

3. 병용약물

① Antipsychotics : ECT와 함께 사용 가능하며, clozapine refractory 환자에게 clozapine과 병용하는 경우가 많다. Clozapine의 경우 경련 역치를 낮춘다는 사실을 고려해야 한다.

② Antidepressant : 중단할 필요는 없다. 치료 효과가 지속되는 것을 고려한다면 원래 사용하던 약물을 유지하는 것이 바람직할 수 있다.

③ Mood stabilizer : anticonvulsant로 작용하기 때문에 가능하면 중단한다. 중단할 경우 status epilepticus를 예방하기 위해 서둘러 중단하지 않도록 한다.

④ Benzodiazepine 등 seizure threshold를 올릴 수 있는 약물을 가능한 감량하거나 중단한다. 꼭 사용이 필요한 경우에는 반감기가 짧은 약물을 사용하도록 한다.

4. 설명과 동의

환자 및 보호자에 대한 충분한 설명과 서면동의가 필요하다. 정신보건법 제44조 제1항에 규정되어 있는 특수치료로서, 시행을 위해서는 ① 정신의료기관이 구성하는 협의체의 결정 및 ② 본인 또는 보호의무자의 동의가 필수적이다.

5. 치료 전날 · 당일 아침의 준비

① MN NPO : 자정부터 금식을 유지한다.

② 당일 아침 Vital을 측정하고 IV line을 확보한다.

③ 환자와 함께 ECT 기계를 수술장 회복실로 내린다.

- Stimulus cable, stimulus electrode
- Monitoring cable, ECG, EEG electrode
- Head band, electrode gel
- Bite block
- BP cuff

6. Stimulus electrode 위치

1) Bilateral(bifrontotemporal) ECT

두 개의 전극을 각각 좌우에 위치시키는 것으로 일반적으로 외안각(lateral canthus)과 외이도(external auditory meatus)의 이주(tragus)를 연결시키는 직선의 중앙에 전극의 아래쪽 가장자리를 위치시킨다. 치료효과가 신속한 것으로 알려져 있으나 인지기능에 부작용을 일으킬 가능성이 상대적으로 높다. 치료효과가 있는 경련을 발생시키기 위해서는 경련 역치의 1.5배 정도 되는 전기 자극을 가한다. 서울대병원에서 bilateral ECT를 주로 사용하고 있다.

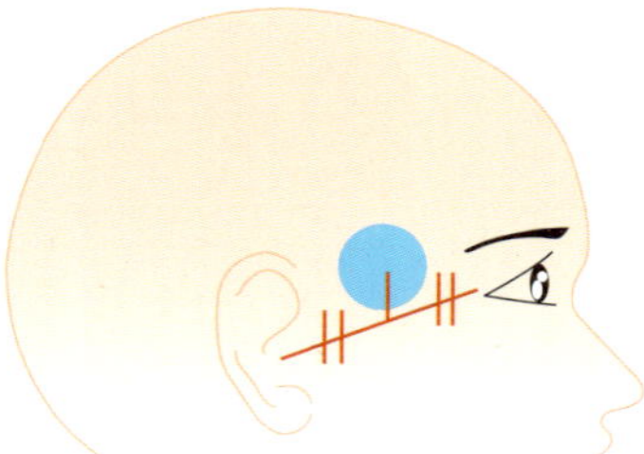

2) Unilateral ECT

전극 중 하나는 양측성과 동일하게 위치하고 나머지 하나는 보통 d'Elia 위치에 자리를 잡는다. 양쪽 이주(tragus)를 연결하는 선과 뒤통수점(inion)과 비근점(nasion)을 연결하는 선이 교차하는 지점이 두정(vertex)인데, 전극을 부착했을 때 전극의 위쪽 가장자리가 두정에 닿게 되는 위치를 d'Elia 위치로 정의한다. 일반적으로 두 개의 전극을 모두 우측에 위치시키는데, 비우성 대뇌반구를 자극하기 때문에 기억력 저하가 상대적으로 심하지 않다고 알려져 있다. 충분한 치료효과를 가하려면 역치의 6배에 해당하는 전기 자극을 가해야 하기 때문에 인지기능 측면의 장점이 뚜렷하지 않다는 주장도 있다.

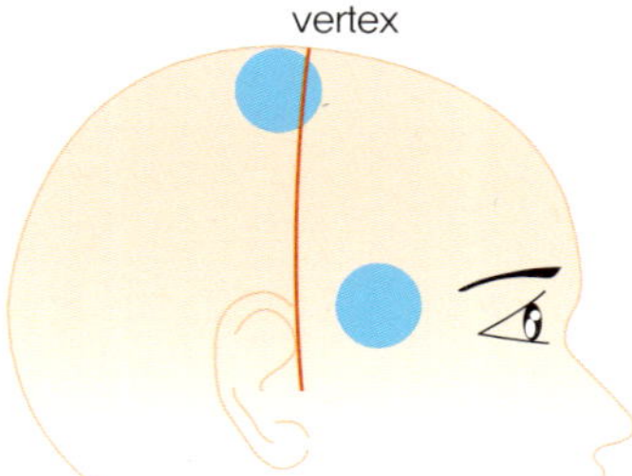

3) Bifrontal ECT

두 개의 전극을 모두 전두엽 위치에 두는 방법으로, 해마(hippocampus) 등 측두엽(temporal lobe) 부위를 통과하는 전류의 양이 감소하기 때문에 인지기능과 관련된 부작용이 낮을 것이라는 이론적 배경에서 시도되고 있다.

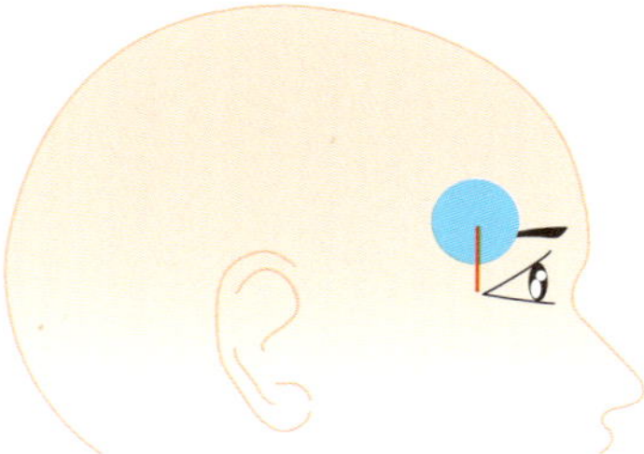

7. Stimulus parameter setup

1) Stimulus dose의 결정

- Empirical titration method : 첫 session에서 환자의 경련역치를 결정하는 방법으로, 가장 흔하게 사용되는 방법이다. 처음 몇 번 subconvulsive seizure를 각오하고 seizure가 발생할 때까지 전기자극을 높인다. 각 trial 사이에는 적어도 30초는 간격을 두며, 마취제의 재투여는 보통 3회까지는 필요가 없다. 〈표 17〉을 참고하여 dose를 조절하면 된다.
- Pre-selected dose method : 성별 및 연령에 따라 stimulus를 정한다. Postictal confusion이 너무 심하거나 memory loss가 너무 심하면 다음에는 stimulus를 한 단계 낮춘다. 경련이 충분히 발생하지 않은 경우 다른 문제가 없다면 한 단계 높은 전기자극을 준다.

표 17. Dose titration techniques for MECTA SpECTrum 4000Q/5000Q model(brief-pulse stimuli)

Dose level	PW (msec)	F (/sec)	D (sec)	I (amp)	Charge (mcoul)
1[a]	1.0	40	0.50	0.8	32
2[b]	1.0	40	0.75	0.8	48
3[c]	1.0	40	1.25	0.8	80
4	1.0	40	2.00	0.8	128
5	1.0	60	2.00	0.8	192
6	1.0	60	3.00	0.8	288

7	1.0	60	4.50	0.8	432
8	1.0	60	6.00	0.8	576
9	1.0	80	6.00	0.8	768
10	1.0	120	6.00	0.8	1152

Note. amp=amperes; mcoul=millicoulombs; msec=milliseconds; sec=seconds; /sec=Hertz.
a Start at dose level 1 for unilateral ECT in female patients.
b Start at dose level 2 for bilateral ECT in female patients or unilateral ECT in male patients.
c Start at dose level 3 for bilateral ECT in male patients
FDA에서는 level 8까지 허용함.
Adapted from Clinical Manual of Electroconvulsive Therapy(2010)

2) Brief pulse와 ultra-brief pulse

- Brief pulse : 예전에는 ECT를 시행할 때 sine-wave의 전기자극을 가했으나, 그럴 경우 neuron의 탈분극에 필요한 양보다 높은 전류가 가해지고 이것이 인지기능 부작용을 일으킨다는 우려 때문에 1970년대 이후 square wave가 도입되었다. Brief-pulse simulation은 0.5~2.0 msec의 pulse-width를 가지며, 현재 가장 일반적으로 이용되는 방법이다.
- Ultra-brief pulse : 0.5 msec 이하의 pulse-width를 일컬으며, 불필요한 전류를 최소화하여 인지기능 부작용도 최소화시키는 것을 기대하는 방법이다. 경련역치의 상승으로 인해 인지기능 측면의 장점이 상쇄된다는 의견도 있다.

8. 마취약의 선택

1) 마취제

- Propofol(0.75~1.5 mg/kg IV) : 심혈관 부작용이 적고 마취 후 회복이 빠르다. 서울대병원에서 주로 사용하며, 보통 1.0 mg/kg의 용량을 IV로 투여한다. Seizure duration을 줄일 수 있으나 효과는 상관이 없다. Seizure threshold가 너무 올라갈 경우 다른 마취약제로 교체하는 것을 고려한다.
- Etomidate(0.15~0.30 mg/kg IV) : Seizure duration을 연장하는 효과가 있어, propofol을 사용하다가 경련 역치가 너무 올라갈 경우 사용한다. 서울대병원에서는 0.2 mg/kg의 용량을 사용한다.
- Methohexital(0.5-1 mg/kg IV)
- Thiopental(2 mg/kg IV) : 가끔 ECG 이상을 유발할 수 있다.
- Ketamine(2 mg/kg IV) : Seizure duration이 늘어나 부작용이 많다.

2) 근이완제

- Succinylcholine : 가장 일반적으로 사용되는 근이완제, 서울대병원에서는 1 mg/kg의 용량을 IV로 투여한다.
- Non-depolarizing agent : succinylcholine은 serum potassium level을 상승시키므로, NMS, 심한 화상 등 hyperkalemia의 가능성이 높은 경우 반드시 non-depolarizing agent를 사용한다. Pseudocholinesterase deficiencies 환자는 succinylcholine의 지속시간이 길어지기 때문에 마찬가지로 non-depolarizing agent를 사용한다.

9. ECT 시행

① 환자에게 전극(stimulus, monitoring)을 부착하고 환자에 부착한 전극과 cable을 연결한다.

② ECT 기계 전원을 켜고 static impedance가 500~2,000 Ohm 범위 안에 있음을 확인한다.

③ 마취제가 투여되고 환자의 의식이 없어지면, 발목에 감은 BP cuff를 250 mmHg 정도까지 inflation한 다음 근이완제를 주사하고 muscle fasciculation이 지나가는 것을 확인한다.

④ Stimulus delivery : 미리 정해진 electric charge를 setting한 후 버튼을 눌러 전기자극을 전달한다. 부저음이 중단될 때까지 버튼을 계속해서 누른다.

⑤ Tonic/clonic seizure duration을 측정하고(보통 인턴이 측정), EEG상으로 기록된 seizure duration을 확인한다.

⑥ Seizure duration 외에 EEG상 seizure spike의 regularity, amplitude, postictal suppression 정도 등을 고려하여 전기경련치료의 효과를 예측한다.

⑦ Seizure duration이 충분하지 않을 경우(25초 미만) 한 단계 높은 전기자극을 가한다. 이때 경련이 발생하였다면 1분 이상 기다려서 seizure threshold가 낮아질 때까지 기다렸다가 전기자극을 가한다.

⑧ Seizure threshold가 높아진 경우 hyperventilation, 마취제 교체 등을 시도한다.

10. ECT 시행 후 monitoring

① EEG의 suppression, ECG가 정상화될 때까지 monitoring한 뒤 기계를 끈다.

② Self respiration이 회복될 때까지 bagging을 하고, 의식이 회복될 때까지 회복실에서 관찰한다.

③ 의식 회복 후에는 병실로 올라와서 오전 시간은 병상에서 안정을 취한다.

11. 기록

① 주치의는 stimulus parameter, motor seizure duration, EEG seizure duration 등 치료와 관련된 여러 가지 내용과 confusion의 정도 등 부작용과 관련된 사항을 EMR에 기록한다.

② 인턴은 EEG, ECG가 기록된 chart를 정리해서 스캔을 내린다.

12. 치료 횟수 및 빈도

① 치료 횟수 : 우울증의 경우 6~12회, 조현병은 12~20회 정도 시행하는 것으로 알려져 있으며, 긴장증의 경우 그보다 적은 횟수로도 빠른 치료효과를 보인다. 일반적으로 치료효과가 plateau를 이루고 2~3회 정도 더 시행하고 추가적인 호전이 관찰되지 않으면 시행을 중단한다.

② 치료 빈도 : 일반적으로 주 3회 치료를 시행하며, 인지기능 부작용이 심하거나, 신체적 질환 등 다른 문제가 있을 경우 주 1~2회 시행을 고려할 수 있다.

③ Maintenance ECT : ECT 후 치료효과가 지속되지 않는 경우 고려할 수 있다. 주 1회에서 월 1회 간격으로 시행한다.

참고문헌

- 정동청, 강웅구, 김용식. 뇌 자극술을 이용한 노년기 우울증의 치료. 대한노인정신의학 2013; 17: 47~55.
- American Psychiatric Association. The practice of electroconvulsive therapy : recommendations for treatment, training, and privileging : a task force report of the American Psychiatric Association. 2nd ed. Washington, D.C. : American Psychiatric Association; 2001.
- Mankad MV. Clinical manual of electroconvulsive therapy. 1st ed. Washington, DC: American Psychiatric Pub.; 2010.
- MECTA-Corporation, 1997. MECTA Instruction Manual SpECTrum 5000Q® SpECTrum 4000Q® SpECTrum 5000M® SpECTrum 4000M® July 14, 2004. Revision 03 100/200 Joule International. MECTA Corporation, Tualatin, OR.
- Sadock BJ, Sadock VA, Ruiz P. Kaplan and Sadock's Synopsis of Psychiatry, 11th ed. Philadelphia, Lippincott Williams & Wilkins; 2014.
- Stern TA, Fava M, Wilens TE. Massachusetts General Hospital Comprehensive Clinical Psychiatry, 2nd ed. Elsevier; 2015.

Chapter 09

진단서 및 감정서 작성

1. 진단서

진단서는 의사, 치과의사, 한의사, 조산사 등이 건강 상태를 증명할 목적으로 진찰 결과나 검사 결과를 바탕으로 한 판단을 기재하여 작성한 문서다. 진단서를 교부하는 일은 진료 본연의 업무라기보다는 법률적인 행위이므로 감정인으로서 판단하여야 한다. 취직이나 취업에 필요한 건강의 증명, 보험금의 청구, 폭행이나 상해 사건에서 피해자의 손상 정도 판단, 병역 수행 가능 여부 판단, 운전 가능 여부 판단을 비롯한 각종 면허 신청과 같은 사회적인 활동에도 의사의 진단서는 매우 중요하다. 진단서는 원칙적으로 진찰 당시의 건강 상태를 증명한다. 때로 과거의 진료 사실을 증명하려는 목적으로 진단서를 교부하기도 하는데, 이런 목적의 진단서는 사실 확인서로 작성해야 한다.

국민의 일상생활에 진단서나 증명서가 첨부되어야 하는 경우가 많다. 만약 의사가 진단서를 교부하지 않으면 국민들의 활동에는 제약이 따르고 권리를 행사할 수 없는 일이 생긴다. 진료한 의사가 진단서를 교부하지 않으면 다른 의료기관에 가서 다시 진료를 받아야 하는 불편이 생긴다. 이를 방지하기 위하여 의사에게는 정당한 이유가 없으면 진단서 등의 교부 거부 금지 의무가 부과된다. 다만 정당한 사유가 있다면 교부 요구를 거부할 수 있는데, 이를테면 환자 본인이나 적법한 대리인이 아닌 사람이 진단서 교부를 요구하는 경우, 범죄에 이용될 의심이 있는 경우 등이다.

신체장애등급이나 노동능력상실률 판단처럼 객관적 기준이 있고 진찰한 결과를 비교적 쉽게 적용할 수 있는 규범적 판단은 의사, 특히 해당 분야 전문의들이 적극적으로 수행해야 할 분야이다. 그러나 객관적 기준이 없는 규범적 판단이라면 될 수 있는 대로 의학적으로만 판단하고 규범적 판단은 전문가 집단 또는 위원회 등에게 미루는 것이 타당하다.

1) (일반)진단서

일반적으로 가장 많이 사용되고 있으며, 주로 질병상태에 대한 의학적인 판단을 기재하는 경우에 사용한다. ① 환자의 주소 · 성명 및 주민등록번호 ② 병명 ③ 발병 연월일 ④ 향후 치료에 대한 소견 ⑤ 진단 연월일 ⑥ 의료기관의 명칭 · 소재지, 진찰한 의사 · 치과의사 또는 한의사(부득이한 사유로 다른 의사 등이 발급하는 경우에는 발급한 의사 등을 말한다)의 성명 · 면허자격 · 면허번호 등을 기재하여야 한다. 진단서 서식의 병명은 크게 임상적 추정과 최종 진단 두 가지로 나눈다. 임상적 추정은 주로 환자의 주관적 증상과 일부 객관적인 징후를 바탕으로 추정한 진단이고, 최종 진단은 객관적 징후만 있어도 진단할 수 있지만 대개는 증상과 징후뿐 아니라 검사 결과로써 객관적이고 재현 가능한 근거가 있을 때에 해당한다. 모든 증상과 징후, 검사 결과 등의 근거는 의무기록에 있어야 한다.

2) 건강진단서

입학이나 취업을 위하여 특별한 질병 없이 건강하다는 점을 증명하기 위한 진단서이다. 의료법 등에 특별히 정한 서식은 없다. 의료법 제8조에 있는 의료인이 되고자 하는 사람이 결격사유가 없음을 증명하기 위하여 제시하는 건강진단서도 있다.

3) 상해진단서

대인간의 다툼으로 인한 인체의 손상이나 인권권리의 침해 시 신체의 상해 정도를 판단하기 위한 진단서이다. 법은 상해진단서로 신체의 피해 정도를 판단하므로 의사가 발행하는 진단서가 가해자와 피해자 간의 법적 판단의 자료로 사용되므로 발급에 신중을 기하도록 한다. 치료기간의 기준은 의사협회의 '상해진단서 작성을 위한 상병별 치료 기간'을 참고할 수 있다.

4) 소견서

특별한 서식이나 기준이 없고 다만 질병에 대한 의사의 소견을 진단서의 기준에 적용하여 발급하는 것이다. 진단이 확진되지 않았으나 환자나 보호자의 요청이 있을 경우 발급되고 주로 환자의 상태나 증상, 향후 치료계획 등의 소견을 기록한다. 의료현장에서는 진단서 발급 비용보다 싸다는 이유로 소견서나 진료확인서처럼 진단서를 대신하는 증명서를 교부해달라고 요구하는 경우가 많다. 그러나 소견서도 법적으로는 진단서나 상해진단서와 같은 효력을 갖는다. 의사가 타인을 진료하고 얻은 의학적 판단은 서식이 다르다고 해서 달라진다고 보지 않기 때문이다. 따라서 소견서를 작성할 때에도 진단서를 작성하는 기준에 따라 작성해야 한다.

5) 감정서

신체의 후유 장애를 평가하는 신체감정서, 연령감정서, 부검감정서, 친자감정서, 정신상태에 관한 감정서, 성범죄에 관한 감정서, 의료과오에 관한 감정서, 성별감정서 등이 있으나 특별한 서식은 없다. 장애를 평가할 때에는 환자의 주관적인 증상에 치우치지 않도록 하고 객관적인 근거를 찾아야 한다. 즉 이때에는 환자-의사 사이가 아니라, 법적으로 감정인-피감정인의 관계라는 점을 명심해야 한다. 그렇지 않으면 공평성과 공정성을 유지하기 어렵다.

6) 병사용 진단서

병무관계에 사용하는 진단서로 병무청에서 지정한 병원에서 발급한다. 그러나 장기 입원치료 중인 환자의 경우에는 지정병원이 아니라도 발급이 가능하다. 병사용 진단서에는 증명사진이 첨부되어야 한다.

2. 감정서

감정은 사고 후 발생한 진단과 노동력 상실에 연관된 몇 가지 중요한 이슈에 대한 법적인 평가이다. 감정서 작성은 감정의뢰서의 확인이 첫 시작이다. 감정 목적, 이유 및 과정을 확인해야 한다. 감정이 이루어지는 과정은 다음과 같다. 법원 담당자(보통 판사)가 특정 병원에 감정을 촉탁하면, 피감정인이 병원 외래에 내원하여 지정의가 입원을 결정하고, 입원 후 주치의가 필요한 검사를 진행하고 필요한 서류를 확보한다. 피감정인이 퇴원하면 2~3주 안에 감정서를 작성하여 병원 원무과를 통해 법원에 서류를 송출한다.

피감정인 및 보호자에게 다음과 같은 서류를 준비하도록 한다.

- 최초 진료 병원 응급실 기록지와 검사 기록
- 이전 진료 병원의 경과 기록지, 간호 기록지, 외래 기록지, 투약 내역, 진단서
- 이전 진료 병원의 뇌 관련 사진과 판독결과
- 이전 진료 병원의 심리검사 결과지
- 이전 진단받은 후유 장애 진단서, 감정서 사본
- 인우 보증서(가족 외 주변 3인의 자필 작성 및 날인. 사고 후 변화를 기술하고 보증한다는 내용임. 주민등록증 사본 첨부)
- 초 · 중 · 고등학교생활 기록부
- 주민등록증 사본
- 교통사고 사실 확인원(경찰서에서)

감정서의 구성은 1) 사건에 대한 회신, 2) 감정 결과, 3) 감정사항에 대한 회답으로 이루어진다.

1) 사건에 대한 회신 - 사건번호 및 피감정인의 기본적인 인적사항 기술

2) 감정결과

▷ 개요

▷ 자세한 피감정인의 인적 사항

▷ 증상 - 사고 이후 나타난 피감정인의 주 호소. 자각적 증상(피감정인이 호소하는 주관적 증상)과 타각적 증상(MSE, 심리검사상 드러나는 객관적 증상)을 구분하여 기술

▷ 현병력 - 1부와 2부로 나누어, 1부는 사고 경위, 사고 후 정신과 이외 과의 진료 과정을 기술하고, 2부는 사고 후 나타난 정신과적 증상과 진료 과정을

기술

▷ 가족력

▷ 개인력 및 과거력 – 사고 전의 두부외상 및 정신과적 과거력, 사고 전 직업 및 대인관계 등의 기능수준, 종교 등을 기술

▷ 검사 소견 – 신체검사 및 정신상태검사, 심리검사 및 뇌 영상검사 결과를 기술. 비의료인이 이해 가능하도록 한글로 번역하여 기술

▷ 진단 – 대개 ICD-10을 기준으로 함

3) 감정사항에 대한 답변 – 법원에서 보낸 질문지 문항에 따라 답하며, 일반적인 양식은 다음과 같음

▷ 부상 부위와 정도

▷ 그 동안의 치료 내용 및 결과

▷ 현재의 자각 및 타각 증상의 유무, 내용, 그 정도

▷ 현 증상이 위 사고로 인한 증상인지 여부

▷ 위 병적 증상의 원인이 되는 기왕증이 있었는지 여부 및 있다면 그 내용 및 기여 정도

▷ 치료의 종결 여부, 향후 치료가 필요하다면 그 치료 내용, 시기, 기간 및 치료비 예상액

▷ 치료 종결 후(향후 치료 포함) 피감정인에게 후유증이 남게 되는지 여부 – 후유증(sequela)은 치료가 종결된 후에도 원래 상병 때문에 남은 변형이나 증상을 말하며, 주로 증상이 고정된 상태를 의미함. 장애(disability)란 치료 기간이 종결된 후에도 남아있는 증상(후유증)으로 인한 기능상의 이상을 뜻함– 영구장애의 예 : 기질성 치매, 기질성 인격장애, 기질성 기분장애, 기질성 정신장애 등– 한시장애의 예 : 뇌진탕후장애, 외상 후 스트레스 장애 등– 노동능력상실률 및 장애 평가는 맥브라이드 노동능력 상실표 또는 미국의사협회의 신체장애의 평가 지침인 AMA법을 이용함. 장애 평가에 관한 국내 자료로는 근로기준법, 산업재해보상보험법, 국가배상법, 자동차손해배상보장법에서 사용하는 신체장해등급표가 있는데, 거의 비슷한 내용을 담고 있음. 즉, 신체장애를 15부위로 나누고 기질적인 장애와 기능적인 장애로 분류한 다음에, 장애 정도에 따라 14등급과 129호(산업재해보상보험법에는 133호)로 분류함

▷ 개호인이 필요한지 여부

▷ 피감정인이 보조구나 의치, 의수가 필요한지 여부

▷ 위 장애가 피감정인의 평균 여명에 영향이 있는지 여부

추후 감정결과에 대한 사실조회가 의뢰된 경우, 그에 따른 회신을 해야 하는 경우도 있다.

참고문헌

• 대한의사협회, 진단서 등 작성 · 교부 지침.

Chapter 10

정신보건법

1. 정신건강증진 및 정신질환자 복지서비스 지원에 관한 법률(이하 정신건강복지법)

1. 정신건강복지법개괄

- 정신보건법은 정신질환의 치료와 예방을 통해 국민의 정신건강증진을 목적으로 하는 법으로 규정되고 있음. 하지만 정신보건법이 도입되게 된 가장 중요한 입법 취지는 정신질환자의 인권과 권익을 보호하고자 함임. 그렇기 때문에 법적인 입원 요건을 구성하고, 환자의 지역사회 복귀를 위한 다양한 장치를 마련하고자 하고 있음.
- 그럼에도 불구하고, 정신보건법은 환자의 인권과 자유권을 제한하는 많은 의료행위의 법적 근거로 작동하고 있어, 개인의 자유권과 공공의 사회권 사이에서 다양한 논쟁과 비판의 중심이 되고 있음도 사실임. 이를 반영하듯, 지속적으로 환자 자유권의 침해를 최소화하고자 하는 방향의 개정이 이루어지고 있음.
- 정신건강의학과 치료에 제약적으로 비치는 조항도 있으나, 큰 틀에서는 정신건강의학 진료 과정에서 벌어지는 환자의 자유권 등의 제한에 대한 법적 근거가 되고 있음. 즉 환자 인권 침해를 줄이는 동시에 정신건강의학과 의료행위에 대한 법적 보호 장치로 동작하는 법으로, 법 이념에 대한 이해와 내용 숙지가 반드시 필요함.

2. 보호 및 치료 개괄

종류	기간	조건	신청	진단
자의	2개월 마다 퇴원 의사 확인해야 함	정신질환자 혹은 정신건강상 문제가 있는 사람	환자	전문의1인 퇴원신청시 지체없이
동의	2개월 마다 퇴원 의사 확인해야 함	정신질환자	환자 보호의무자1	전문의1인 퇴원신청시 72시간 거부 가능

보호의무자에 의한 입원(보호입원)	최초 입원 3개월 이내 (진단입원 2주 포함) 1차 연장 3개월 이내 2차 연장부터는 6개월 이내	정신질환자로 입원치료를 받을 만한 정도/성질의 정신질환 "그리고" 자신의 안전/건강, 타인의 안전 위해(이하 자타해 위험)	보호의무자2	전문의 1인 진단 → 3일 내 입원 신고 → 2주 일 이내 (진단입원) 타 의료기관 전문의 2차 진단 → 1달 내 입원 적합성 심사(진단 전문의 2인중 1인 이상은 국공립정신의료기관 혹은 지정정신의료기관 이어야함)
특별자치시장 · 특별자치도지사 · 시장 · 군수 · 구청장에 의한 입원(행정입원)	최초 입원 3개월 이내(진단입원 2주 포함) 1차 연장 3개월 이내 2차 연장부터는 6개월 이내	정신질환으로 자타해 위험이 의심되는 자	정신과 전문의, 정신보건전문요원, 경찰	전문의 1인 진단 → 지정정신의료기관 입원 → 3일 내 입원 신고 → 2주 일 이내 (진단입원) 전문의 2차 진단 → 1달 내 입원 적합성 심사
응급	3일(공휴일 제외)	정신질환자로 추정되며 자타해 위험이 큰 자	의사+경찰관	입원 후 빠른 시간 내 전문의 진단을 진행, 상기 입원 중 한가지 형태로 전환하거나 퇴원시킴

3. 자의입원(정신보건법 41조)

○ 정신질환자 혹은 정신건강상 문제가 있는 사람 본인의 신청에 의한 입원으로, 원칙적으로 가장 좋은 입원의 형태임.

○ 정신보건법상 정신질환자의 개념이 "망상, 환각, 사고(思考)나 기분의 장애 등으로 인하여 독립적으로 일상생활을 영위하는 데 중대한 제약이 있는 사람" 으로 축소되었기 때문에 자의 입원의 경우, 법적으로 규정된 "정신질환자" 외에도 "정신건강상 문제가 있는 사람"이 입원 가능하게 되어 있음.

○ [대면진단] 자의입원임에도 불구하고 전문의 대면진단이 필수임.

- 응급입원을 제외하고는 전문의 대면진단 없이 정신질환자의 정신의료기관 입원은 불가능
- 대면진단의 유효기간은 진단서, 소견서 등 발급부터 30일 이내

○ [권리고지]

- 입원신청서 작성 전에, 시행규칙 2조 1항에 해당하는 내용을 서면으로 전달하고 구두 설명해야 함.
- 자의 입원의 경우 환자가 원하지 않으면 보호자에게 권리고지 안 할 수 있음
- 고지한 서식은 서명을 받아 한 부는 환자에게, 한 부는 병원 보관하는 것을 원칙으로 함
- 국립정신병원 등에서 제공하는 서식을 이용하거나 병원별 서식을 이용할 수 있으며, 아래 내용들이 포함되어야 함.

표 18. 입원 시 환자 대상 고지 필수 내용 (정신건강복지법 시행규칙 2조 1항) : 자의, 동의, 보호, 행정, 응급 입원 모두 같은 고지 사항이 적용됨.

1. 법 제46조제1항에 따른 입원 또는 입소(이하 "입원 등"이라 한다)의 적합성 심사에 관한 사항
2. 법 제48조제1항에 따른 대면조사의 신청에 관한 사항 (대면조사 신청 여부)
3. 법 제55조제1항에 따른 심사 청구에 관한 사항
4. 법 제60조제1항에 따른 재심사 청구에 관한 사항
5. 법 제69조에 따른 권익보호에 관한 사항
6. 법 제72조에 따른 수용 및 가혹행위 등의 금지에 관한 사항
7. 법 제73조에 따른 특수치료의 제한에 관한 사항
8. 법 제74조에 따른 통신과 면회의 자유 제한의 금지에 관한 사항
9. 법 제75조에 따른 격리 등 제한의 금지에 관한 사항

○ [입원신청서 제출]
- 정신건강복지법 시행령 별지 14호 서식 이용

○ [퇴원 및 퇴원 의사 확인]
- 본인의 퇴원 요청 시에는 지체 없이 퇴원 시키도록 하여야 함
- 2개월 간격으로 계속 입원 의사를 확인하고, 해당 내용을 기록해 두어야 함.
- 구두 퇴원 신청도 가능하며 특별한 법적 퇴원 요건이나 서식이 있지는 않음.

4. 보호의무자의 정의 (정신보건법 21조)

① 「민법」에 따른 후견인 또는 부양의무자는 정신질환자의 보호의무자가 된다

표 19. 민법상 부양 의무자 (민법 974조)

- 제768조 (혈족의 정의) 자기의 직계존속(부모,조부모,외조부모)과 직계비속(자녀,손자손녀,외손자손녀)을 직계혈족이라 하고 자기의 형제자매와 형제자매의 직계비속, 직계존속의 형제자매 및 그 형제자매의 직계비속을 방계혈족이라 한다. 〈개정 1990.1.13〉
- 제769조 (인척의 계원) 혈족의 배우자, 배우자의 혈족[=시부모,시누이,장인/장모,처남,처형], 배우자의 혈족의 배우자를 인척으로 한다. 〈개정 1990.1.13〉
- 제777조 (친족의 범위) 친족관계로 인한 법률상 효력은 이 법 또는 다른 법률에 특별한 규정이 없는 한 다음 각호에 해당하는 자에 미친다.
  1. 8촌이내의 혈족
  2. 4촌이내의 인척
  3. 배우자
- 제974조 (부양의무) 다음 각호의 친족은 서로 부양의 의무가 있다.
  1. 직계혈족 및 그 배우자간
  2. 삭제 〈1990.1.13〉
  3. 기타 친족간(생계를 같이 하는 경우에 한한다.)

● 직계 혈족 및 그 배우자 (생계를 같이 안 해도 됨)
- 부모/배우자/자녀 (O 직계혈족)

- 사위/며느리 (O)
- 형제자매 (X, 방계 혈족)

● 생계를 같이하는 친족
- 형제 자매를 포함해 대부분의 친인척이 생계를 같이할 경우 인정됨

● 참고
- 국민기초생활보장법에서의 부양의무자와 정신보건법이 "보호의무자"의 범위로 삼은 민법상 친족의 부양의무 범위에는 약간의 차이가 있음.
- 국민기초생활보장법에서는 부양의무자를 1촌 직계혈족 및 그 배우자로 한정하고 있음
- 부양의무자의 범위에 대해서는 많은 사회적 논의가 있는 상태임

표 20. 생계를 같이 하는 친족의 정의

- 8촌 이내의 혈족, 4촌 이내의 인척으로서,
  - [동거] 환자와 주민등록 상의 동일 세대를 구성
    - 세대는 다르더라도 동일 주소에 거주하면 동거하는 것으로 판단
  - [비동거] 개개의 구체적인 사정을 고려
    - 환자에게 주거지를 제공하거나, 가계지원, 학비, 용돈 등 경제적 지원에 의하여 환자가 생활을 하고 있는 경우
- 최소 3개월 이상 생계를 같이한다는 증빙이 있어야 함
  - 본인 또는 외부인의 단순한 진술이나 확인서는 인정되지 아니함
  - 생계를 같이하는 내용은 입원 시에 이미 확인 가능하여야 함
  - 입원 후에 생계 지원을 약정하는 각서 등은 무효임

② 위에 해당하지만 다음 각호에 해당하는 경우 보호의무자가 될 수 없다.

1. 피성년후견인 및 피한정후견인
2. 파산선고를 받고 복권되지 아니한 사람
3. 해당 정신질환자를 상대로 한 소송이 계속 중인 사람 또는 소송한 사실이 있었던 사람과 그 배우자
4. 미성년자
5. 행방불명자
6. 그 밖에 보건복지부령으로 정하는 부득이한 사유로 보호의무자로서의 의무를 이행할 수 없는 사람

③ 이전 정신보건법에 있던 "시군구청장"이 보호자가 되는 제도는 삭제됨

④ 보호의무자의 우선 순위

i. 후견인 〉 부양의무자의 순위

ii. 부양의무자가 2인 이상인 경우에는 민법 제976조의 규정에 따름 (당사자간에 협정으로 결정. 협정이 없는 경우 당사자의 청구에 의해 법원이 결정)

⑤ 성년후견인 제도 : 자신의 힘으로 의사결정이나 사무처리를 할 능력이 부족한

성년자에게 법률 지원을 돕는 제도로 2013년 금치산, 한정치산자 제도 패지 후 도입됨

- 가정법원이 본인, 친족, 검사, 시군구청장 등의 청구에 의해 후견인을 선임할 수 있음
- 선정된 후견인은 피후견인의 법률행위, 재산 관리, 신상 결정 등을 대리할 수 있음.
- 한정치산 제도와 달리, 후견인제도 하에서의 법정대리권의 범위는 법원의 판단에 의해 탄력적으로 조정됨. (법원에서 결정하는 법정후견은 제약의 정도에 따라 성년후견, 한정후견, 특정후견으로 나누어져서 권한이 주어짐, 개인간 계약으로 이루어진 임의 후견의 경우 계약에서 정한 내용에 따라 결정됨)
- 피성년후견인은 자신의 신상에 관하여 그의 상태가 허락하는 범위에서 단독으로 결정하도록 규정하고 있음.
- 후견인의 특별한 자격조건은 없음. (제한은 있음). 즉 친족 우선의 후견인 자격순위 없음
- 중대한 의사결정은 가정법원의 허가를 받고 시행 (예. 정신병원 입원 등) : 성년후견인이 피성년후견인을 치료 등의 목적으로 정신병원이나 그 밖의 다른 장소에 격리하려는 경우에는 가정법원의 허가를 받아야 함. (일반 의료행위의 경우 위급한 경우 사후 허가 가능)

⑥ 보호의무자 입증 서류

- 입원 시 보호의무자 입중 서류를 제출해야 함.
- 보호의무자임을 증명하는 서류의 예
  - i. 주민등록표등본(입원전 발급일로부터 3개월까지 주민등록표등본은 유효함)
  - ii. 가족관계증명서, 기본증명서, 혼인관계증명서, 입양관계증명서, 친양자입양관계증명서 등 「가족관계의 등록 등에 관한 법률」 제15조에 따른 각종 증명서
  - iii. 「후견등기에 관한 법률」 제15조에 따른 후견등기사항증명서, 후견심판서 등 후견인임을 증명할 수 있는 서류

5. 동의입원(정신보건법 42조)

○ 정신질환자 본인과 보호의무자(1인)의 동의로 입원

- 보호의무자의 동의 없이는 동의 입원 불가능
- 환자가 직접 '자의 · 동의입원등 신청서(별지 제14호 서식)'를 작성하여 제출한다.

○ [대면진단] '비자의입원'이 아님에도 불구하고 전문의 대면진단이 필수임.

- 응급입원을 제외하고는 전문의 대면진단 없이 정신질환자의 정신의료기관 입원은 불가능
- 대면진단의 유효기간은 진단서, 소견서 등 발급부터 30일 이내

○ [권리고지]

- 입원신청서 작성 전에, 시행규칙 2조 1항에 해당하는 내용을 서면으로 전달하고 구두 설명해야 함.
- 환자와 보호의무자 모두에게 고지가 필요함
- 고지한 서식은 서명을 받아 한 부는 환자에게, 한 부는 병원 보관하는 것을 원칙으로 함

○ [퇴원 및 퇴원 의사 확인]

- 본인의 퇴원 요청 시에는 지체 없이 퇴원 시키도록 하여야 함
- 2개월 간격으로 계속 입원 의사를 확인하고, 해당 내용을 기록해 두어야 함. (계속 입원 의사 표현 문서에 본인의 확인이 필요함)
- 다만 퇴원에 대한 보호의무자의 동의가 없는 경우, 정신건강의학과 전문의가 환자의 치료와 보호 필요성이 있다고 판단하는 경우 72시간까지 퇴원을 거부할 수 있음. (이 경우 즉시 퇴원 심사 청구권 등이 있음을 본인과 보호의무자에게 서면/전사문서로 통지해야 함)
- 72시간의 시간 내에 "보호의무자에 의한 입원 (1.6)" 혹은 "특별자치시장 · 특별자치도지사 · 시장 · 군수 · 구청장에 의한 입원 (1.7)" 으로 전환 가능

6. 보호의무자에 의한 입원 (보호입원)

- 국내 정신과 입원의 큰 비중을 차지하고 있던 입원의 형태이며, 대표적인 비자의 입원 형태이나 지속적으로 감소 추세임
- 현 법령에서는 정신건강의학전문의의 판단하에 보호의무자 2인의 동의를 통해 강제적 입원이 가능함.
- 본 조항은 많은 사회적 논란이 있으며, 과거 보호의무자 1인의 동의에서 시작하여 점차 강화되어 나가고 있으며, 본 조항 폐지를 위한 헌법소원이 진행된 적도 있는 등 지속적으로 조건이 엄격해 지고 있음.
- 흔하게 운영되고 있는 제도임에도 불구하고, 법적, 윤리적 모호성이 존재하는 만큼 보호의무자에 의한 입원 시 환자의 인권에 대한 각별한 주의가 요구됨.

○ 보호의무자에 의한 입원 절차

① [보호의무자] 보호의무자 2명 이상 신청한 경우로서 정신건강의학과전문의가 입원 등이 필요하다고 진단한 경우

- 보호의무자 간 입원에 관하여 다툼이 있는 경우에는 선순위자 2명 이상으로 되어야 함(신청 서류는 정신건강복지법 시행령 별지 15호 서식)

• 보호의무자가 1명만 있는 경우에는 1명의 신청으로 입원 가능

② [전문의 대면진단]을 통해 입원 필요성 진단과 입원 권고서 발부

A. 입원 필요성 확인 : 대면진단을 통해 아래 두 조항을 모두 만족 하는지 확인

i. 정신의료기관등에서 입원치료 또는 요양을 받을 만한 정도 또는 성질의 정신질환 (법령상 정신질환자의 정의를 만족해야 함)

ii. 자신의 건강 또는 안전이나 다른 사람에게 해를 끼칠 위험 (보건복지부령으로 정함)

B. 입원 권고서 발부 : 정신건강의학 전문의가 국가 입퇴원 관리시스템(www.amis.go.kr)을 이용해 작성한 진단 결과서(정신건강복지법 시행령 별지 16호 서식)를 법령상 "입원 권고서"로 사용할 수 있음. 이 진단 결과서를 출력해 보호의무자가 제출하는 입원 신청서에 첨부하면 됨.

표 21. 정신건강복지법 시행규칙 34조-2. 자타해 위험의 기준

해당 위험 기준을 판단하는 때에는 정신질환자의 질병, 증세, 증상, 기왕력, 행위의 성격 또는 건강이나 안전에 미치는 영향 등을 종합적으로 고려하여야 한다.

1. 본인 또는 타인의 건강 또는 안전에 중대하거나 직접적인 위해를 가하는 경우
2. 본인 또는 타인의 건강 또는 안전에 중대하거나 직접적인 위해를 가할 개연성이 높다고 인정되는 경우
3. 본인 또는 타인의 건강 또는 안전에 상습적인 위해를 가하는 경우
4. 본인의 건강이나 안전에 중대하거나 급박한 위험이 있는 경우
5. 본인의 건강이나 안전에 중대하거나 급박한 위험의 개연성이 높다고 인정되는 경우

③ [입원 신청]

A. 환자와 보호의무자에게 시행규칙 2조 1항의 권리 고지 (서면 교부 및 구두 설명. 서명 받아 보관)

B. 보호의무자 2인으로부터 보건복지부령으로 정하는 보호입원등 신청서(별지15호) 및 보호의무자임을 확인할 수 있는 서류를 받아야 함

C. 입원 신청서에 앞에서 작성한 입원권고서 (진단결과서 등)을 첨부함

입원 또는 입원 기간 연장 시 환자와 동의한 보호의무자께 퇴원심사 청구절차를 서면으로 통지하지 아니하거나, 환자의 퇴원 요구에도 안내 절차를 취하지 않고 방치한 경우에는 그 입원 기간 전체에 대하여 위법한 감금행위로서 불법행위를 구성함에 주의 (대법원 2006다19832, 2009.1.15 판례)

④ [입원 및 입원 연장 통지와 권리고지]

A. 보호입원 및 입원 연장의 경우 환자 및 보호의무자에게 그 사실 및 사유를 서면으로 통지하여야 한다.

B. 입원 및 입원 연장 시 권리고지 필요 : 입원 사유 및 퇴원 청구, 입적심, 입적심 대면 조사 청구권 등 청구 절차 및 이의제기에 관한 사항을 (시행령2조1항 권리고지) 서면 또는 전자문서로 본인 및 보호의무자에게 통지해야 함

○ 입원 초기 법적 절차

① 상기 조건이 갖춰진 경우 일단 2주간 입원 가능 (진단을 위한 입원)

② [3일 이내 : 입적심 신고] 입원 후 3일 이내에 입원적합성심의위원회 (입적심)에 입원 신고 필요 (다른 기관 정신과 전문의 진단 및 입원적합성심의 과정 시작)

③ [14일 이내 : 2인 전문의 진단] 2주 이상 입원이 지속되기 위해서는 서로 다른 기관의 정신건강의학과 전문의 2인의 입원 필요성에 대한 일치된 소견이 필요함. 2인 중 1인은 국공립 의료기관 혹은 지정진단의료기관 소속이어야 함. (입원시 1인의 진단을 받았기 때문에 실제로는 1인 추가 진단이 진행됨)

④ [1개월 이내 : 입적심 심사] 입원 1개월 이내에 입적심 소속 조사원의 조사 (환자 본인 요청 및 입직심 직권으로 대면 조사도 가능) 및 입적심 심의를 거쳐야 함

⑤ [입원 가능 기간] 입적심의 적합통지를 받은 경우 입원 시점부터 3개월까지 입원 유지가 가능하나, 퇴원 명령이 있는 경우 지체 없이 퇴원 시켜야 함

○ 입원 연장 절차(계속 입원 심사 청구)

① 입원 연장이 필요한 경우 관할 특별자치시장 · 특별자치도지사 · 시장 · 군수 · 구청장에게 신청함. 신청 된 사안은 정신건강심의위원회 내의 정신건강심사위원회에서 심사함(입원 후 3개월 → 다시 3개월 후 → 이후 6개월 주기).

② 입원 연장 심사 요건은 최초 입원 요건과 동일 (보호자 2인, 정신과 전문의 2인의 입원 필요성 진단)

③ 정신의료기관장은 제3항에 따른 심사결과에 따라 퇴원 명령을 받은 때에는 당해 환자를 즉시 퇴원

○ 퇴원 절차

① 환자 혹은 보호의무자의 요청이 있는 경우 원칙적으로 즉시 퇴원 시켜야 함

② 다만 입원 필요성 (입원 필요성 + 자타해위험)이 계속 성립하는 경우, 정신의료기관은 퇴원을 거부할 수 있음. 이 경우 본인과 보호의무자에게 거부 사유와 퇴원 심사 등 권리 구제 절차를 서면으로 통지해야 함 (법리적으로는 보호의무자가 퇴원 거부하는 것이 아니라는 점에 주의!)

③ 퇴원 심사는 정신건강심사위원회에서 진행하며 심사결과 퇴원 명령을 받은 때에는 환자를 즉시 퇴원

7. 특별자치시장·특별자치도지사·시장·군수·구청장(시군구청장)에 의한 입원 (행정 입원)

① 정신질환으로 인한 자해 혹은 타해 위험이 있는 것으로 의심되는 경우, 시군구청장은 해당 환자에 대한 비자의 입원 조치를 추진할 수 있음.

A. 해외의 경우 대표적인 비자의 입원 제도이나, 국내는 보호의무자의 의사를 중심으로 비자의 입원이 유지되고 있기 때문에, 현실적으로 보호자가 있는 경우 이 제도가 적용되는 경우는 흔하지 않았으나, 최근 늘어나고 있음.

B. 주로 보호자가 없는 사람이, 정신질환으로 인해 본인 혹은 공공의 안전을 침해할 가능성이 있다고 의심되는 경우 운영되는 제도임.

② [진단 및 보호 신청]

- 정신질환으로 자신 또는 타인을 해할 위험이 있다고 의심되는 자를 발견한 정신건강의학과전문의 또는 정신보건전문요원이 시장 · 군수 · 구청장에게 당해인의 진단 및 보호를 신청(정신건강복지법 시행령 별지 17호 서식).
- 경찰관은 정신건강의학과전문의 또는 정신건강전문요원에게 해당하는 환자의 진단과 보호의 신청을 요청할 수 있음
- 신청을 받은 시장 · 군수 · 구청장은 즉시 정신건강의학과전문의에게 진단을 의뢰하여야 한다.

③ [평가 입원 : 2주]

- 진단을 의뢰 받은 정신건강의학과전문의가 자신 또는 타인을 해할 위험이 있어 그 증상의 정확한 진단이 필요하다고 인정한 경우 진단결과서(정신건강복지법 시행령 별지 16호 서식) 발급
- 시 · 군 · 구청장은 해당 환자를 지정정신의료기관 (보건복지부나 지방자치단체가 지정한 정신의료기관)에 2주 이내의 기간을 정하여 입원시킬 수 있음
- 3일 이내 입적심 신고
- 시장 · 군수 · 구청장은 입원한 정신질환자의 보호자에 대하여 지체 없이 입원사유 · 입원기간 및 장소를 통지

④ [계속입원 : 3개월]

- 2주 이내에 계속 입원이 필요하다는 2인 이상의 정신건강의학과전문의의 일치된 소견이 있는 경우(참고. 이 경우는 2인의 전문의가 서로 다른 의료기관일 필요 없음)
- 별도로 1개월 내에 입적심의 적합통지가 있어야 함.
- 해당 조건이 성립하는 경우 시,군,구청장은 당해인을 지정정신의료기관에 치료를 위한 입원을 의뢰할 수 있으며, 보호입원과 동일하게 3개월 이후 계속 입원 심사를 받아야 함.

⑤ [입원 통지와 권리 고지]

A. 행정입원을 하게 된 환자 및 보호의무자, 기타 보호자 등에게 입원 사유 및

퇴원 청구, 입적심 대면 조사 등 청구 절차 및 이의제기에 관한 사항을 (시행령2조1항 권리고지) 서면 또는 전자문서로 본인 및 보호의무자에게 통지해야 함

⑥ 퇴원 요청

- 환자 혹은 보호의무자의 퇴원요청시 법 제55조에 따라 퇴원등 또는 처우개선의 심사를 청구할 수 있다는 사실과 그 청구 절차를 지체 없이 서면으로 통지함.
- 퇴원 등 또는 처우개선 심사 청구서를 정신 질환자가 작성하여 병원에 제출한 경우 지체 없이 지자체에 송부해 정신건강심사위원회로 회부해야 함

⑦ 입원 해제

- 정신의료기관장에서 행정입원의 필요성이 없는 경우 입원을 의뢰한 지자체장에게 입원 해제를 권고하며, 이 경우 지자체장은 특별한 사정이 없는 한 입원 기간이 만료되기 전이라도 입원 해제하며, 입원 해제 사실을 통지 받은 지정 정신의료기관의 장은 지체 없이 해당 정신질환자를 퇴원시켜야 함.
- 지정정신의료기관에서 별도의 입원 연장 신청이 없는 한 3개월 시점에 행정 입원은 만료됨

⑧ 계속 입원 연장(정신건강심사위원회)

A. 입원 연장이 필요한 경우 정신건강심사위원회로부터 주기적인 입원기간 연장심사를 받아야 함. (입원 후 3개월 → 다시 3개월 후 → 이후 6개월 주기)

B. 입원 연장 심사 요건은 최초 입원 요건과 동의(보호자 2인, 정신과 전문의 2인의 입원 필요성 진단. 다만 정신과 전문의 2인이 다른 기관일 필요는 없음)

C. 정신의료기관장은 제3항에 따른 심사결과에 따라 퇴원 명령을 받은 때에는 당해 환자를 즉시 퇴원

8. 응급입원

① [응급입원 의뢰와 호송]

- 정신질환자로 추정되는 동시에 자신 또는 타인을 해할 위험이 큰 자를 발견한 경우
- 상황이 매우 급박하여 다른 형태 입원을 (자의, 동의, 보호, 행정입원) 시킬 수 없는 때
- 의사(정신과 전문의가 아니어도 됨)와 경찰관의 동의를 얻어 정신의료기관에 응급입원 의뢰가 가능
- 입원 의뢰에 동의한 경찰관 또는 구급대원은 정신의료기관까지 해당 환자를 호송
- 정신질환자를 "발견한 자"의 특별한 자격요건은 없음. 일반적으로 정신건강증진센터 요원, 사회복지공무원, 경찰관, 구급대 등이 의뢰자 역할을 하게 됨.

② [권리고지] 시행령 2조1항에 의한 동일한 권리 고지 필요

③ [입원 기간과 사후 조치]

- 3일 이내(공휴일 제외) 응급입원 가능
- 입원 자체는 정신과 전문의의 동의는 필요 없으나, 입원 이후 정신건강의학과 전문의의 진단 결과 자신 또는 타인을 해할 위험으로 인하여 계속 입원이 필요한 때에는 제41~44조(자의, 동의, 보호, 행정입원) 으로 전환 (응급입원 기간 중 가능)
- 정신의료기관장은 정신건강의학과 전문의의 진단 결과 계속 입원이 필요하지 아니하는 경우에는 즉시 퇴원
- 정신의료기관의 장은 제3항에 따른 응급입원을 시킨 때에는 당해 정신질환자의 보호의무자 또는 보호를 하고 있는 자에 대하여 지체 없이 입원사유 · 기간 및 장소를 통지

9. 입원 시 신상정보의 확인(51조)

○ 신상정보가 확인되지 않는 환자의 경우 시군구청장에게 신상정보 조회 요청 해야 함.

○ 시군구청장은 신상정보를 확인해 통보하되, 조회가 어려운 경우 관할 경찰서장에게 신상정보의 확인을 요청해야 함

○ *가족이 찾고 있음에도 불구하고 신원 미상 정신질환자로 장기간 수용되는 사건이 벌어지지 않도록 신원 조회를 법적으로 규정하고 있음. 실제로 신원 미상의 경우 경찰 등을 통해 신원 확인 절차가 가능함*

10. 퇴원 사실 통보(52조)

○ 입원 형태에 관계 없이 정신의료기관에서 퇴원할 경우 본인의 동의를 받아 퇴원 사실을 관할 정신건강복지센터의 장 또는 보건소의 장(관할 지역에 정신건강복지센터가 없는 경우)에게 통보해야 함. 정신건강의학과전문의가 환자 본인의 의사능력이 미흡하다고 판단하는 경우에는 보호의무자의 동의로 본인의 동의를 갈음.

○ 정신병적 증상으로 인하여 자타해 위험 등으로 입원한 사람이 퇴원 할 때 정신건강의학과전문의가 치료 중단시 증상의 급격한 악화 가능성이 있다고 판단하는 경우, 관할 정신건강복지센터 장에게 통보하여야 함.

○ 동의가 있건, 자타해 위험으로 의무적으로 통보를 해야 하는 상황이건 관계없이 정신건강복지센터 등으로 퇴원 사실 통보 전 환자 본인 (정신건강의학과 전문의의 판단상 의사 능력이 미흡한 경우 보호자)에게 퇴원 사실 통보함을 알려야 하

는데, 이 때 환자 혹은 보호자의 거부가 있는 경우, 정신건강심사위원회의 심사를 거쳐 동의 없이 통보가 가능함. (2019.4월 이후 개정)

○ 퇴원 사실을 통보 받은 정신건강복지센터/보건소는 보호의무자와 상담하여 재활과 사회적응을 위한 지원방안을 마련

- 퇴원 후 지역사회 연계 관리를 위한 조항임. 퇴원 사실이 보건소에 통지되는 경우 지역 정신보건센터에서 지속적인 사례관리 서비스를 제공, 병의원 치료를 도와 증상관리와 사회복귀를 모색하게 됨. 하지만 의료기관에서의 미온적인 설명으로 인해 퇴원 통보가 되는 비율이 높지 않아 의료기관과 지역 정신보건체계 사이의 분절화의 원인 중 하나로 작용하고 있어, 의료진의 주의가 필요함.

11. 환자 권익 보호 및 구제 절차(정신건강심의위원회)

○ 기초 및 광역 정신건강심의위원회 및 정신건강심사위원회 구성

- 정신건강의학과 전문의, 법조인, 정신건강전문요원, 환자 가족, 기타 관련전문가/당사자 등으로 광역지자체 및 기초지자체별로 설치
- 심의위원회의 일부로, 전문성 있는 업무 처리를 위한 하부 조직으로 정신건강심사위원회를 구성하여 실질적인 심사 업무를 수행
- 기초 정신건강심의위원회 심의 내용
  - 입원 연장 심사첨구(43조 6항, 62조 2항)
  - 퇴원 혹은 처우개선 요구 심사청구(55조1항)
  - 외래치료 명령(64조) 등
  - 기타 보건복지부령으로 정하는 사항(이의가 제기된 치료, 작업 요법에 대한 적정성)
- 광역 정신건강심의위원회
  - 정신건강증진시설 감독에 관한 사항를 심의
  - 기초 정신건강심의위원회 결정에 대한 불복에 대한 재심사

○ 심사 절차

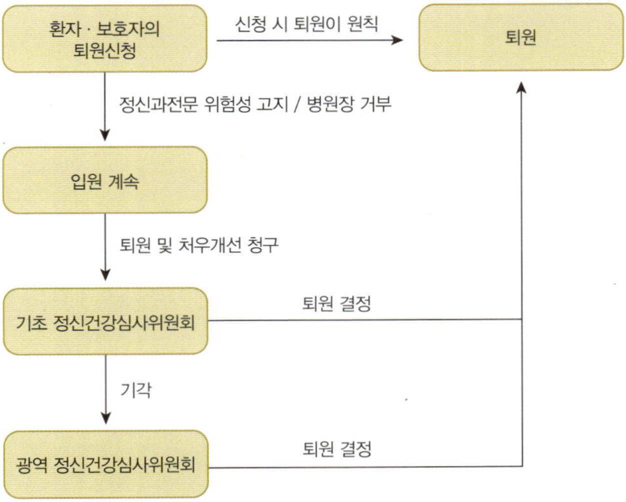

- 퇴원 심사 및 처우 개선 과정
  ① 퇴원 심사 및 처우 개선 청구
    A. 정신의료기관등에 입원한 환자와 보호자는 시장 · 군수 · 구청장에게 퇴원 또는 처우개선을 청구할 수 있음. 이 사항을 입원할 때 환자에게 고지하여야 하며, 서식을 비치하여 두어야 함.
    B. 시장 · 군수 · 구청장은 즉시 기초정신건강심의위원회에 안건을 회부
    C. 기초정신건강심의위원회는 이를 정신보건삼사위원회에서 심사하여 그 결과를 시장 · 군수 · 구청장에게 보고
    D. 심사시 해당 정신의료기관장의 의견을 조회하되, 퇴원 혹은 처우개선 심사의 청구의 경우 의견을 조회하지 않을 수 있음.
    E. 시장 · 군수 · 구청장은 기초정신보건심의위원회로부터 보고받은 심사결과에 따라 정신질환자에 대한 퇴원, 임시퇴원, 처우개선 등 명령 가능
  ② 재심사 청구
    A. 기초심사위원회의 결정에 등에 불복이 있거나 기간내에 심사를 받지 못한 경우에는 시 · 도지사에게 재심사를 청구할 수 있음.
    B. 이 경우 광역정신보건심의위원회에서 심사

○ 심사 결과(원칙적으로 청구 15일 이내 통지)

- 퇴원 또는 임시 퇴원 명령
- 처우개선을 위하여 필요한 조치 명령
- 3개월 이내 재심사
- 다른 정신의료기관등으로의 이송
- 제41조의 자의입원등 또는 제42조의 동의입원등으로의 전환
- 제64조에 따른 외래치료 명령
- 입원등 기간 연장 결정
- 계속 입원 결정

③ 임시퇴원 제도(제63조)

A. 보호입원/행정입원의 경우 2인 이상의 정신건강의학과전문의의 진단 결과 환자를 일시적으로 퇴원시켜 경과를 관찰하는 것이 필요하다고 인정될 때 혹은 심사위원회의 명령이 있는 경우

- 퇴원에 대해 보호자 등이 심한 불안을 느낄 경우 사용되도록 만든 제도이지만 흔하게 이용되고 있지 못하며, 실제로 경과관찰 등이 작동하는 방법이 명확하게 구축되어 있지 않음.

B. 임시 퇴원 기간 : 3개월 이내

C. 관찰 결과 다시 입원 등을 시킬 필요가 있는 경우 2인의 정신건강의학과전문의의 의견을 들어 3개월 이내 재입원 가능

④ 외래치료명령(제64조)

A. 정신의료기관장의 신청 : 보호입원/행정입원 입원 환자 중 정신병적 증상으로 인하여 입원등을 하기 전 자신 또는 타인을 해한 행동을 한 자로서 대통령령으로 정하는 자에 대하여 보호의무자의 동의를 받아 시장 · 군수 · 구청장에게 1년 이내에서 외래치료명령을 청구할 수 있음.

B. 시장 · 군수 · 구청장은 기초정신건강심의위원회의 심의를 받아 1년 이내에서 외래치료를 명령하고, 그 사실을 본인, 보호자, 의료기관에 통지.

C. 시장 · 군수 · 구청장은 외래치료명령에 불응하여 치료를 중단할 때에는 지정정신의료기관에서 자타해 위험에 대한 평가를 받도록 명령할 수 있음

D. 탈원화를 위한 대안적 제도이나 신청 조건이 까다롭고, 명령에 불응할 경우에도 특별한 방안이 없기 때문에 많이 이용되고 있지 못함

⑤ 무단 퇴원 환자 : 정신의료기관장은 자신 또는 타인을 해할 위험이 있는 입원 정신질환자가 무단으로 퇴원 하여 그 행방을 알 수 없는 때에는 관할 경찰서장에게 탐색을 요청할 수 있음.

◆ 정신질환자 권익보호

① 인권 존중을 위한 선언적이고 상징적인 조항들이나, 국민 정서나 정신

질환에 대한 낙인(stigma)으로 인해 실제로 잘 운용되고 있지 못한 아쉬움이 있음.

② 정신과 전문의의 진단 없는 정신과 입원 금지
응급입원의 경우를 제외하고는 정신건강의학과전문의의 진단에 의하지 아니하고 정신질환자를 정신의료기관등에 입원시키거나 입원을 연장시킬 수 없음.

③ 정신질환자의 권익 보호
- 정신질환자이었다는 이유로 교육 및 고용의 기회를 박탈하거나 기타 불공평한 대우를 해서는 안됨
- 정신질환자, 그 보호의무자 또는 보호를 하고 있는 자의 동의 없이 정신질환자에 대하여 녹음 · 녹화 · 촬영할 수 없음.
- 정신보건시설의 장은 입원 정신질환자에 대하여 정신건강의학과전문의의 지시에 의한 의료 또는 재활의 목적이 아닌 노동을 강요하여서는 안됨

④ 비밀누설의 금지
- 정신질환자에 관련된 직무를 수행 수행하는 자는 기타 법령에서 명시적으로 규정된 경우를 제외하고는 직무 수행과 관련하여 알게 된 타인의 비밀을 누설하거나 발표하여서는 안됨.

⑤ 수용 및 가혹행위 등의 금지
- 미인가 정신의료기관 등 금지 : 정신질환자를 의료 보호할 수 있는 인가된 시설 외의 장소에 정신질환자를 수용하여서는 안됨
- 정신보건시설장이나 종사자는 정신보건시설에 입원 또는 이용하는 정신질환자를 폭행하거나 가혹행위를 하여서는 안됨

⑥ 특수치료의 제한
- 전기충격요법 · 인슐린혼수요법 · 마취하최면요법 · 정신외과요법 포함 기타 대통령령이 정하는 특수치료행위(현재 시행령에는 1. 정신질환증상의 완화를 목적으로 하는 신체일부절제술, 2. 정신질환증상을 교정하기 위하여 시행되는 혐오자극법 두가지가 명시되어 있음)
- 정신의료기관 내 협의체에서 결정하되(협의체는 정신건강복지센터 소속의 정신건강전문요원, 심리/간호/사회복지학/사회사업학 분야 교수, 기타 보건복지부장관이 이에 준하는 것으로 인정하는 사람 등 3~5인으로 구성됨.
  협의체내 구성. 2/3 이상 찬성으로 특수 치료 시행 가능.
  정신건강복지법 시행령 36조) 본인과 보호의무자에게 설명하고, 본인의 동의를 받아야 함. (본인의 의사능력 미흡 시 보호의무자 동의로 갈음할 수 있음)

⑦ 통신과 면회 자유 제한의 금지

- 정신건강의학과전문의의 지시에 따라 하는 경우가 아니면 통신과 면회의 자유를 제한할 수 없음 (=전문의의 지시로 가능)
- 행동 제한은 최소한의 범위 안에서 이를 행하여야 함.

⑧ 격리제한 : 환자의 격리 및 신체적 제한

- 치료 또는 보호의 목적으로 정신건강의학과전문의의 지시에 따라 하는 경우가 아니면 격리시키거나 묶는 등의 신체적 제한을 할 수 없음. (= 전문의 지시로 가능)
- [격리 및 강박 사유] 자신이나 다른 사람을 위험에 이르게 할 가능성이 뚜렷하게 높고 신체적 제한 외의 방법으로 그 위험을 회피하는 것이 뚜렷하게 곤란하다고 판단되는 경우에만 제1항에 따른 신체적 제한을 할 수 있음
- 격리는 해당 시설 안에서 하여야 함

참고

- 기타 서식은 국가법령정보센터 http ://www.law.go.kr에서 정신보건법 시행규칙을 검색하면 별표 · 서식에서 참조할 수 있음.

참고문헌

- 대한의사협회, 진단서 등 작성 · 교부 지침.
- 대한임상신경생리학회, 신경생리검사 지침서.
- 대한정신약물학회, 대한정신분열병학회, 한국형 정신분열병 약물치료 지침서 2006.
- 대한정신약물학회, 대한우울조울병학회, 한국형 양극성장애 약물치료 지침서 2010.
- 대한정신약물학회, 대한우울조울병학회, 한국형 우울장애 약물치료 지침서 2012.
- 미국정신의학회, 정신질환의 진단 및 통계 편람, 제5판, 학지사, 2015.
- 정동청, 강웅구, 김용식. 뇌 자극술을 이용한 노년기 우울증의 치료. 대한노인정신의학 2013; 17: 47~55.
- American Psychiatric Association. The practice of electroconvulsive therapy : recommendations for treatment, training, and privileging : a task force report of the American Psychiatric Association. 2nd ed. Washington, D.C. : American Psychiatric Association; 2001.
- Mankad MV. Clinical manual of electroconvulsive therapy. 1st ed. Washington, DC : American Psychiatric Pub.; 2010.
- MECTA-Corporation, 1997. MECTA Instruction Manual SpECTrum 5000Q® SpECTrum 4000Q® SpECTrum 5000M® SpECTrum 4000M® July 14, 2004. Revision 03 100/200 Joule International. MECTA Corporation, Tualatin, OR.
- Sadock BJ, Sadock VA, Ruiz P. Kaplan and Sadock's Synopsis of Psychiatry, 11th ed. Philadelphia, LWW; 2014.
- Stern TA, Fava M, Wilens TE. Massachusetts General Hospital Comprehensive Clinical Psychiatry, 2nd ed. Elsevier; 2015.

INDEX

국문색인

ㅈ

ㅊ

ㅋ

ㅌ

ㅍ

ㅎ

영문색인

A

B

C

T

U

V

W

Y

Z

정신건강의학과 전공의 매뉴얼

2016년 10월 30일 1판 발행
2019년 11월 30일 1판 2쇄 발행

저 자 : 서울대학교병원 정신건강의학과 편
발 행 자 : 최 병 진

정가 28,000원

발 행 처 : 도서출판 **고 려 의 학**
(02880) 서울 성북구 성북로9길 1 보문빌딩 3층
Tel. 765-0333, 0337
Fax. 743-2288

ISBN 978-89-7043-619-7

등록번호 : 제 1-519호 1978. 6. 29.
